Helga Vollmer

HORMONE
und was Frauen
darüber wissen müssen

Ueberreuter

Die Deutsche Bibliothek – CIP-Einheitsaufnahme
Vollmer, Helga:
Hormone – und was Frauen darüber wissen müssen /
Helga Vollmer. –
Wien: Ueberreuter, 1998
ISBN 3-8000-3689-4

AU 0427/1
Umschlagfoto: Comstock GmbH

Inhalt

Vorwort

Unter der Überschrift »Lausige Männer« stand im »Spiegel« zu lesen: Ein von »vielen Frauen schon immer gehegter Verdacht« sei nun bestätigt worden: »Männer sind lausig, und – wer hätte das gedacht – schuld daran sind ihre Sexualhormone.« Der Kommentar bezog sich auf eine Arbeit von Gina Schalk und Mark Forbes über die Häufigkeit, mit der Parasiten männliche oder weibliche Säugetiere heimsuchen. Die beiden Kanadier von der Carleton University in Ottawa fanden bei der Durchsicht von Untersuchungen über den Schmarotzerbefall bei insgesamt 38 Säugetierarten –, von Fledermäusen bis zu Luchsen, Hirschen, Spitzmäusen und Seekühen – daß »fast ohne Ausnahme die männlichen Tiere weit stärker von Parasiten heimgesucht werden als die weiblichen«. Dieser stärkere Befall wurde aber nur bei erwachsenen männlichen Tieren beobachtet, also erst wenn der Spiegel des Sexualhormons Testosteron drastisch angestiegen ist. Die das Immunsystem schwächende Wirkung des Testosteron sei es, so vermuten die Forscher, die männliche Tiere anfälliger für Zecken, Läuse und Flöhe mache. Die Weibchen hingegen seien durch die das Immunsystem stärkenden Östrogene besser geschützt (Der Spiegel Nr. 16/1997).

Hormone: Daß sie mit dem Unterschied zwischen Mann und Frau zusammenhängen, weiß wohl jeder; doch sie bestimmen auch, ob jemand groß oder klein ist, fröhlich oder depressiv, nervös oder ausgeglichen, frühreif ist oder ein Spätzünder. Ihre Hormone sind es, die Ihnen signalisieren, ob Sie satt sind, Kopfschmerzen haben, Ihre Periode be- oder in die Wechseljahre kommen, ob Sie ungeduldig, aufgeregt oder aggressiv sind. Sie »entscheiden«, ob die Liebe Sie wie ein Blitz trifft und Ihre Gefühle Achterbahn fahren oder ob Sie ein Mann bzw. eine Frau völlig kalt läßt. Sie schützen Frauen viele Jahre vor Herzinfarkt und legen fest, ob der Mann einen starken Bartwuchs, viele Haare oder eine Glatze bekommt und der Teenie Pickel. Sie stabilisieren Ihre Knochen, regulieren Ihre Körpertemperatur, durchbluten Ihre Haut, schützen vor bestimmten Krebserkrankungen und lösen andere aus, sorgen dafür, daß Sie Kinder bekommen – oder verhindern dies.

Hormone, winzige chemische Depeschen, zirkulieren in unserem Körper und bestimmen unser Leben von Anfang bis Ende. Es gibt natürlich noch vieles mehr, was Hormone auslösen und beeinflussen. Kurz zu-

sammengefaßt sind sie die Stoffe, welche einen Organismus harmo-
nisch funktionieren lassen oder – bei Fehlfunktionen – die Harmonie
stören können.

Unser Körper besitzt rund sechs Billionen Zellen, und jede Zelle hat
ihren eigenen Aufgabenbereich. Das heißt aber nicht, daß nun jede Zelle im Alleingang vor sich hin arbeitet, nein, unser Organismus ist ein
ganz ausgeklügeltes System, in dem sich die Zellen beispielsweise untereinander austauschen, unterstützen, ergänzen, nicht miteinander har-
monieren wollen oder sich sogar bekämpfen. Um aber dieses ganze System funktionieren zu lassen, müssen die Zellen ihr »Wissen« miteinander austauschen und sich in ihrer Tätigkeit abstimmen. Für diesen In-
formationsfluß zwischen den Körperregionen, den einzelnen Organen
und den Drüsen sorgen zwei Systeme: das Nervensystem und das Hor-
monsystem.

Die Nervenstränge, ausgehend von Gehirn und Rückenmark, verzwei-
gen sich in immer kleinere Äste und Fasern bis hin zu Finger- und Ze-
henspitzen und »verkabeln« sozusagen jeden Teil des Menschen. Meldungen werden in Bruchteilen von Sekunden kreuz und quer durch den
Körper oder zum Gehirn gesendet.

Anders die Hormone, mit denen sich dieses Buch befaßt: Sie wandern
mit dem Blut durch den gesamten Organismus und richten den Zellen
sozusagen Botschaften aus. Ja sogar, ob eine Zelle abstirbt oder nicht,
hat mit Hormonen zu tun: So kann beispielsweise das Hormon Gestagen verhindern, daß bestimmte Zellen bösartig werden oder in den Tod
stürzen.

Das Wort Hormon stammt vom griechischen »hormao« = »ich rege an«
oder »ich treibe an«, was schon die Hauptaufgabe beschreibt: Hormone regen die Zellen an, bestimmte Aufgaben zu erfüllen. Umgekehrt
entgleisen aus diesem Grund ziemlich schnell die verschiedensten Organe und Körperfunktionen, wenn die zuständigen Hormone wegen
Mangels, Ungleichgewicht oder Fehlregulation den lebenswichtigen
Zellen nicht die verschiedenen Befehle für ihre Funktionen übermitteln.
Man denke nur an einen Zuckerkranken, dessen Bauchspeicheldrüse
nicht mehr in der Lage ist, das lebensnotwendige Hormon Insulin zu
produzieren: Der Energiestoffwechsel entgleist.

Hormone, diese körpereigenen Wirkstoffe, steuern und regulieren sämtliche Stoffwechselabläufe im Organismus, beeinflussen das Mensch-
werden, das Wachstum, unser Geschlechtsfunktionen, unser Aussehen
und sogar die Psyche, also auch unser seelisches Empfinden.

Noch vor einigen Jahrzehnten kannten die Wissenschaftler nur etwa 20
verschiedene Hormone, inzwischen – so vermutet man – benötigt ein

Mensch für seine Existenz mindestens 200, wahrscheinlich sogar noch mehr. Immer neue Erkenntnisse, aber auch Rätsel geben diese Substanzen den Endokrinologen – wie man die Wissenschaftler nennt, die sich mit der Erforschung von Drüsen und Hormonen beschäftigen – auf. Man ist sich jetzt sicher, daß längst noch nicht alles über die Funktionen und Wechselwirkungen dieser Botenstoffe bekannt ist. Beispielsweise weiß man erst seit kurzem, daß die Sexualhormone die Hirn- und Gedächtnisleistungen beeinflussen. Wie sehr, weiß man aber noch nicht genau – neueste wissenschaftliche Erkenntnisse, die in diesem Buch beschrieben werden.

Andererseits haben Forscher auf dem Gebiet der Endokrinologie (der Lehre von der Funktion endokriner Drüsen und Hormone, was später noch genauer erklärt wird) schon viel erreicht: Heute ist man in der Lage, Hormone anderer Lebewesen zur Rettung und Erhaltung des menschlichen Lebens zu gewinnen und einzusetzen oder Hormone künstlich (synthetisch bzw. gentechnologisch) herzustellen. So war die Gewinnung von Hormonen aus der Bauchspeicheldrüse von Rindern und Schweinen Anfang der 20er Jahre die erste Hormontherapie überhaupt. Mit tierischem – und heute auch mit gentechnologisch hergestelltem – Insulin (entdeckt vom Kanadier Frederick Banting und seinem Kollegen Charles Best) rettet und erhält man seitdem weltweit das Leben von Millionen zuckerkranker Menschen.

In unserer Zeit können die Wachstumsstörungen zwergwüchsiger Kinder zumindest teilweise behoben, kinderlosen Paaren zu ihrem Wunschkind verholfen und Kröpfe vermieden werden – dank der Gabe von Hormonen.

Hätte Russel E. Marker, ein Chemieprofessor von der Pennsylvania State University, nicht die Yamswurzeln im mexikanischen Dschungel auf Steroide hin untersucht, hätte er nie den pflanzlichen Rohstoff für das »Schwangerschaftshormon« Progesteron gefunden, das »natürliche Kontrazeptivum«. Seine Entdeckung ermöglichte der Pharmaindustrie erst die Billigproduktion der Antibabypillen.

Robert Wilson, der in New York als Gynäkologe praktiziert, gab bereits 1966 mit seinem Bestseller »Feminine Forever« den Anstoß zu einer ganz neuen Verwendung der Hormone: Die Frauen, die ab der Menopause mit schlaffer Haut, atrophierten (allmählich austrocknenden) Scheiden und »butterweichen« Knochen dem Greisenalter entgegenhumpelten, weil ihre Eierstöcke keine Sexualhormone mehr produzierten, beschrieb er als »weibliche Eunuchen«. So häßlich das klingen mag, Wilson hat(te) recht. Hier haben bestimmte weibliche Organe mit der derzeitigen Lebenserwartung nicht Schritt gehalten. Denn noch um die Jahrhundertwende lag die mittlere Lebenserwartung der Frau bei 50 Jahren, die Eierstöcke stellten ihre Tätigkeit mit Ende 30, Anfang 40 ein. Heute beträgt die mittlere Lebenserwartung der Frauen in Mitteleuropa über 80 Jahre, in die Wechseljahre kommen die Frauen mit Anfang 50. Das bedeutet, daß Frauen in der heutigen Zeit über ein Drittel ihres Lebens ohne Sexualhormone auskommen müssen, was ihnen eine ganze Palette von Problemen und Erkrankungen bescheren kann. Die Hormontherapie, die hier gegensteuern kann, war jahrelang umstritten, heute sprechen jedoch alle Untersuchungen, Erfahrungen und zahlreiche klinische Studien eindeutig für eine Hormonsubstitution.

Diese positive Beurteilung der Hormonersatztherapie darf allerdings nicht als strikte Forderung und als »Muß« angesehen werden. Anliegen dieses Buches ist es, Zusammenhänge im weiblichen Hormonstoffwechsel zu erläutern, Sie aufzuklären und Ihnen – zum Teil – Ratschläge oder Tips zu geben, um eine ganz persönliche Entscheidung zu treffen. Die letzte Entscheidung sollte jedoch stets zusammen mit dem Arzt nach einer gründlichen gynäkologischen Untersuchung getroffen werden.

Ähnliches gilt für die Pille, um die in letzter Zeit wieder heftige Diskussionen entbrannt sind. Kurz vorweg: Bei der Pille handelt es sich um ein synthetisch hergestelltes Hormonpräparat, das in erster Linie vor einer ungewollten Schwangerschaft schützen soll, das bei den Pillen der dritten Generation zudem einige Vorteile mit sich bringt, aber auch kleine Risiken birgt. Eines steht jedenfalls fest: Die Pille ist das sicherste Verhütungsmittel, und ihre Einnahme ist für die Gesundheit längst nicht so risikoreich wie eine Schwangerschaft oder eine Entbindung oder gar eine Abtreibung.

Bei den Hormonen für und nach den Wechseljahren handelt es sich um Sexualhormone natürlichen Ursprungs. Sie können genommen werden als Ersatz für etwas, das herzustellen der Körper nicht mehr in der Lage ist (Substitution), aber auch als Therapeutikum gegen und als Schutz vor Krankheiten, für mehr Wohlbefinden, besseres Aussehen, für Gesundheit und – last but not least – für ein längeres, gutes Leben, genannt »Lebensqualität«.

Sämtliche Hormone sind wichtig für unsere Existenz und Gesundheit, aber da die Sexualhormone das Leben einer Frau sozusagen in drei Phasen einteilen, stellen Sie den Hauptanteil dieses Buches dar mit dem Ziel, einen Überblick über ihre Funktionen zu geben, ihre Einsatzbereiche und ihre Wirkweisen. Gleichzeitig werden zum Verständnis die hormonellen Regelkreisläufe, die im Körper verteilten Drüsen und ihre

Hormone beschrieben, von denen die Eierstöcke als Produzent der Geschlechtshormone die einzigen körpereigenen Drüsen sind, die ihre Funktion lange vor dem Lebensende der Frau einstellen. Es wird aber auch kurz eingegangen auf die Funktionen der Schilddrüsenhormone und – da beide als »Jungbrunnen« zur Zeit in Mode sind – auf das Zirbeldrüsenhormon Melatonin und auf DHEA, das neue »Wunderhormon« aus den Nebennieren.

Mit diesen Beschreibungen soll die Angst vor und die Unsicherheit gegenüber (rezeptpflichtigen) Hormonen genommen werden, es soll aber auch so viel Wissen vermittelt werden, daß man sogenannten »Wunderhormonen«, die im Supermarkt angeboten werden, kritisch gegenübersteht und Sensationsmeldungen zu beurteilen lernt.

Außerdem wird gezeigt, wann man welche Hormone einnehmen kann und sollte – dabei kommen auch zwei Spezialisten zu Wort –, um gesund zu bleiben, möglichst nicht krank zu werden, vor allem aber, um ein Frauenleben lang in jeder Hinsicht, seelisch wie körperlich, »gut drauf« zu sein.

Hormone bestimmen das Wie unseres Lebens

Woher kommen Hormone? Wie entstehen solche Substanzen im Körper? Und was sind ihre genauen Funktionen? Fragen dieser Art sollten vorab beantwortet werden, um dadurch die Einflüsse der Hormone untereinander und auf die Gesundheit, die Auswirkungen einer gestörten Produktion oder eines Mangels und schließlich ihre Einsatzgebiete und jeweiligen Wirkweisen besser zu verstehen.

Die Hauptaufgabe der Hormone besteht – wie schon erwähnt – darin, über die Blutbahnen den einzelnen Zellen des Körpers bestimmte Informationen und Anweisungen zu überbringen. Zunächst ein Teilbereich und schließlich der gesamte Organismus können entgleisen, wenn diese Botenstoffe durch Mangel, Ungleichgewicht oder Fehlregulation den lebensnotwendigen Zellen nicht die entsprechenden Befehle übermitteln. Das wohl bekannteste Beispiel ist der Diabetes mellitus, die Zuckerkrankheit: eine Stoffwechselentgleisung, wo die Bauchspeicheldrüse nicht mehr in der Lage ist, eine ausreichende Menge des Hormons Insulin zu produzieren bzw. eine Unterempfindlichkeit für körpereigenes Insulin besteht: Der »Schlüssel« Insulin paßt nicht mehr ins »Schloß« der Zellen, was bedeutet, daß die zur Energiegewinnung benötigte Glukose nicht mehr in die Zellen eingelassen wird und so die Zuckerwerte im Blut rapide ansteigen. Folge: Ohne das Bauchspeicheldrüsen-Hormon Insulin bekommt der Betroffene Krämpfe, sein Nervensystem spielt verrückt, die Nieren versagen, er fällt ins »diabetische Koma« und stirbt. Ist der Blutzucker eines Diabetikers nicht richtig eingestellt, so kann dies auf Dauer beispielsweise zu Veränderungen der Blutgefäße und als Folge davon zu Herzinfarkt oder Schlaganfall führen. Spätkomplikationen des Diabetes wirken sich unter anderem in Form einer diabetischen Retinopathie auch auf die Augen aus und können zur Erblindung führen. Sie sehen, wie viele Funktionen »nur« mit dem Hormon Insulin zusammenhängen. Hormone steuern und regulieren nämlich alle Stoffwechselabläufe in unserem Organismus wie eine Art Computer, indem sie sich gleichzeitig den wechselnden Begebenheiten anpassen und zahlreiche physische Funktionen koordinieren. Versuchen beispielsweise Viren oder Bakterien in unseren Körper einzudringen, so registrieren bestimmte Hormone den »Feind«, mobilisieren die körpereigene »Polizei« und dirigieren diese genau dorthin, wo die Eindringlinge sich aufhalten. Hormone schützen unseren Körper also auch vor biologischen Feinden, indem sie das Immunsystem aktivieren.

Unsere Geschlechts- oder Sexualhormone wiederum beeinflussen das Wachstum des Fetus bereits im Mutterleib, das Geschlecht und die geschlechtliche Entwicklung, später die Geschlechtsfunktionen und die Fortpflanzungsfähigkeit, unser Aussehen – auch in Hinblick auf »weiblich« und »männlich« –, unseren Knochenbau und unseren Fettstoffwechsel, ja sogar die Psyche, unser seelisches Wohl- oder Mißempfinden also. Sie dienen demzufolge nicht nur der Fortpflanzung (Reproduktion), sondern fast noch mehr der Gesundheit ganz allgemein.

In winzigen Mengen bewirken Hormone Großes: So gibt beispielsweise die Schilddrüse eines Menschen im Laufe seines gesamten Lebens nur zwei Gramm Hormon an das Blut ab. Ein Tausendstel Gramm Insulin aus der Bauchspeicheldrüse reicht aus, um im Blut den Zuckergehalt von 200 Menschen im Gleichgewicht zu halten. Und auf dem Höhepunkt seiner Zeugungskraft, in den »besten Jahren«, produziert der Hoden eines Mannes zehn Milliardstel Gramm Testosteron.

Man weiß inzwischen viel über Hormone, und dennoch gewinnen die Forscher über die bereits bekannten hinaus ständig neue Erkenntnisse, wie Sie in den folgenden Kapiteln feststellen können. Hin und wieder wird sogar ein bislang unbekanntes Hormon entdeckt und als weiterer Meilenstein begrüßt. Denn je mehr wir über das endokrine System und dessen Zusammenspiel mit den verschiedenen Organen, den unterschiedlichen Stoffwechselsystemen und dem Nervensystem wissen, desto mehr lernen wir über uns selbst und darüber, was uns zu den Menschen macht, wie wir sie darstellen.

Doch wo werden Hormone überhaupt hergestellt? Um die später folgenden, etwas komplizierten Funktionsabläufe und Wirkweisen unserer Hormone besser begreifen zu können, hier zunächst eine kurze (und vereinfachte) Beschreibung der endokrinen Drüsen mit ihren jeweiligen Sekreten – sprich Hormonen – und ihrer Beziehung untereinander.

Welche Drüsen produzieren welche Hormone?

Jeder von uns hat schon von Drüsen gehört, von Speicheldrüsen, Talgdrüsen, Schweißdrüsen, Tränendrüsen und so weiter; jeder hat deren Ausscheidungen gespürt, gesehen oder gerochen. Unsere Haut ist übersät mit Drüsen: Im Mund und Magen-Darm-Kanal haben wir Speicheldrüsen, Drüsen in den Atemwegen, in den Harn- und Geschlechtsorganen; Drüsen in der Leber produzieren die Galle, die weiblichen Brüste besitzen Milchdrüsen und Männer eine Vorsteherdrüse. Und sicherlich haben manche schon von Drüsenfieber, beispielsweise vom Pfeiffer-Drüsenfieber, gehört. Alle Drüsen produzieren Sekrete und geben diese Absonderungen über Gänge oder Kanäle nach außen ab.
Aber was sind Drüsen? Drüsen sind ganz spezielle Organe aus Epithelzellen, die für den Organismus nützliche Flüssigkeiten, sogenannte Sekrete, in einer bestimmten chemischen Zusammensetzung bilden. Dieses jeweilige Sekret wird entweder durch einen Ausführungsgang oder Kanal an die äußere Haut bzw. (inneren) Schleimhäute abgegeben. Solche Drüsen werden deswegen als Drüsen mit äußerer Sekretion oder als exokrine Drüsen bezeichnet.
Andere Drüsen wiederum scheiden ihre Inkrete, Hormone genannt, ohne Ausführungsgang direkt in die Blutbahn aus. Hierbei handelt es sich um Drüsen mit innerer Sekretion, sogenannte endokrine Drüsen, die deswegen auch Hormon- oder Blutdrüsen genannt werden.
Zu den endokrinen Drüsen gehören:
◆ die Hypophyse oder Hirnanhangdrüse,
◆ die Epiphyse oder Zirbeldrüse,
◆ die Schilddrüse oder – medizinisch – Glandula thyreoida,
◆ die Nebenschilddrüsen bzw. Glandulae parathyreoidae,
◆ die Thymusdrüse, die wir bei Tieren als Bries kennen,
◆ die Nebennierendrüsen (Corpora suprarenalia), die oben auf den Nieren liegen,
◆ die Bauchspeicheldrüse oder das Pankreas,
◆ die Keim- oder Geschlechtsdrüsen (Gonaden), zu denen die Eierstöcke (Ovarien) der Frau und die Hoden (Testes) des Mannes gehören.

Eine Sonderstellung dieser Hormondrüsen nimmt die Bauchspeicheldrüse ein, weil sie nicht nur eine endokrine, sondern gleichzeitig eine exokrine Drüse ist: Endokrin stellt sie die Hormone Insulin und Somatostatin her, als exokrines Organ produziert sie Verdauungsenzyme, die sie über Ausführungsgänge zum Dünndarm schickt.

Die Gesamtfunktion dieser hormonproduzierenden Drüsen und ihr zeitweises Zusammenspiel wird als endokrines System bezeichnet, und entsprechend heißt die Lehre von den Drüsen mit innerer Sekretion und von den Hormonen Endokrinologie. Ein Mediziner, der sich auf dieses Gebiet spezialisiert hat, also Drüsen- bzw. Hormonspezialist ist, wird als »Facharzt für Endokrinologie« oder als Endokrinologe bezeichnet.

Woher weiß nun eine Drüse, welche Mengen an Hormon sie produzieren und ausschütten soll? Denn das endokrine System setzt sich ja aus einer Vielzahl verschiedener Drüsen und entsprechenden Kontrollzentren zusammen. Außerdem entfalten die Hormone ihre Wirkung oft nicht an dem Ort, wo sie gebildet werden, sondern in den Zielzellen einer ganz anderen Stelle des Körpers. Schließlich sind sie »Botschafter«, die Anweisungen über die Blutbahn an die Zellen eines anderen Organs bringen sollen. Deswegen stellt sich eine weitere Frage: Woher weiß das Hormon eigentlich, wohin es wandern soll?

Hier bedient sich die Natur eines äußerst raffinierten Vorganges, den die Menschen beispielsweise im Funksystem nachgeahmt haben: Die jeweiligen Zielzellen für ein bestimmtes Hormon sind mit entsprechenden »Empfängern« ausgestattet, mit sogenannten Rezeptoren. Der entsprechende Rezeptor erkennt das für seine Zelle zuständige Hormon und lotst es zu sich. Das ist aber noch nicht alles: Sozusagen als Absicherung werden alle endokrinen Drüsen von der Hirnanhangdrüse kontrolliert. Die Hypophyse – so der Fachausdruck – fungiert als übergeordnete Steuerzentrale. Gleichzeitig sendet sie ebenfalls – sozusagen übergeordnete – Hormone aus, die wiederum Drüsen anregen oder stoppen, ihre speziellen Hormone herzustellen und auszuschütten.

Hierarchie der Hormondrüsen und Anbindung des endokrinen Regelkreises an das zentrale Nervensystem

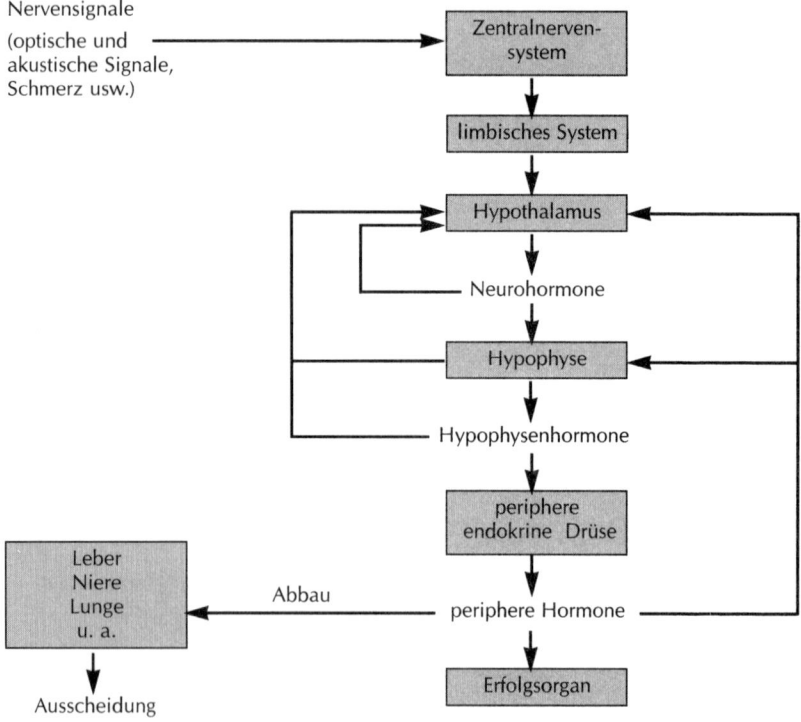

(nach Pollak: Knaurs Großes Gesundheitslexikon, München 1997)

Doch wer oder was kontrolliert die übergeordnete Steuerzentrale, die Hypophyse? Dies ist Aufgabe des Hypothalamus, eines bestimmten Teiles des Zwischenhirns. Er ist durch einen Stiel (Hypophysenstiel) mit dem Hinterlappen der Hirnanhangdrüse verbunden. Der Hypothalamus ist eine zentrale Schaltstelle des vegetativen Nervensystems, und deswegen hat eine Störung oder Verletzung desselben, beispielsweise durch einen Unfall, schwerwiegende Folgen. Der Hypothalamus schüttet hormonähnliche Produkte aus, sogenannte Releasing-Faktoren, und die steuern die Ausschüttung von Hypophysenhormonen. Gleichzeitig kontrollieren die mit Hormonen beschickten Organe den Produzenten des jeweiligen Hormons in einer Art Rückkoppelung. Und zudem beeinflussen sich viele Hormone zusätzlich untereinander. Das klingt alles sehr kompliziert, läuft aber sehr logisch ab:

Sinkt beispielsweise der Spiegel eines bestimmten Hormons, so löst dies eine höhere Ausschüttung eines anderen Hormons aus – und umgekehrt. Dadurch entsteht ein Regelkreis mit Rückkoppelung, der das Funktionieren einzelner Teile des Organismus aufeinander abstimmt. Enge Wechselbeziehungen sorgen außerdem dafür, daß die Hormone sich nicht in die Quere kommen und nicht gegeneinander wirken.

Zum besseren Verständnis dieser Wechselwirkungen ein Beispiel: Sie haben eine wichtige Besprechung vor sich, sind aufgeregt, gespannt, konzentriert und sauer, weil Sie auf dem Weg dazu im Verkehrsgewühl hängenbleiben. Automatisch stößt das Mark Ihrer Nebennieren Adrenalin aus. Wie Noradrenalin gehört es zu den »Stresshormonen«. Und diese wirken wie Alarmanlagen. Unsere Urahnen brachten sie dazu, sich dem Feind zu stellen und zu kämpfen – oder schleunigst abzuhauen. Noch ein weiteres Hormon stoßen die Nebennieren in Stressituationen aus: Cortisol oder Hydrocortison. Es bringt den Stoffwechsel auf Trab und hält den Blutdruck aufrecht.

Am nächsten Abend sind Sie wieder im Stress, wieder aufgeregt, wieder gespannt und konzentriert. Aber es handelt sich um eine andere Art von Stress, nämlich um den Eu-Stress (im Gegensatz zum Dis-Stress): Sie sind aufgedreht, weil Sie Ihre neueste Bekanntschaft treffen wollen und der Mann Ihnen gefällt. Wieder schütten Ihre Nebennieren Adrenalin aus, aber dazu noch Endorphine. Diese körpereigenen »Opiate« sorgen für die wohlige, etwas rauschhafte Stimmung, die Sie auf Wolken schweben läßt.

Zusammenfassend kann man sagen, daß Hormone in endokrinen Drüsen entstehen, diese Drüsen jedoch von Hormonen anderer Drüsen aktiviert werden, eigene Hormone zu produzieren.

Damit der Zusammenhang zwischen den einzelnen Drüsen und ihren jeweiligen Hormonen verständlicher wird, sollen nun die wichtigsten hormonproduzierenden Drüsen und ihre Funktionen im einzelnen dargestellt werden sowie die ihnen übergeordnete Steuerungszentrale, der Hypothalamus. So ist es später einfacher zu verstehen, wie man eine Fehlfunktion der Hormonausschüttung regulieren oder stoppen kann.

Hypothalamus

Vom Hypothalamus nehmen die Forscher an, daß er der stammesgeschichtlich älteste Teil des Gehirns ist. Er bildet die Hormone der ersten Stufe, die sogenannten Gehirnhormone oder Releasing-Faktoren, und fungiert gleichzeitig als zentrale Kontrollinstanz. Folglich besitzt er die Kontrolle über die »Hauptdrüse«, die Hirnanhangdrüse (Hypophyse). Der Hypothalamus liegt im Kopf unterhalb des Sehhügels (Thalamus) im Zwischenhirn. Sein dichtes, reich mit Gefäßen und Blut versorgtes, netzartiges Geflecht wiegt etwa vier Gramm (von den rund 1200 Gramm des gesamten Gehirns) und beherbergt Nervenkerne. Diese Kerne und ihre Hormone wirken regulierend auf die vegetativen (das Nervensystem betreffenden) Funktionen des Gehirns ein: beispielsweise das Hungerzentrum, das Durstzentrum, die Wasserregulation oder das Kreislaufzentrum. Sie regeln damit unter anderem die Körpertemperatur, die Blutbeschaffenheit und den Wasser- und Elektrolythaushalt. So liegt das Zentrum, das den Appetit regelt, ebenfalls im Hypothalamus, und manche Erkrankungen wie psychologisch bedingte Nahrungsverweigerung (Anorexia nervosa) oder Heißhunger (Bulimia) hängen vermutlich damit zusammen. Oder: Bei Frauen, die unter starkem emotionalem Stress stehen, wird die Menstruation unregelmäßig oder stellt sich total ein, die Ausstoßung des Eies aus den Follikeln hört auf. Auch hier liegt die eigentliche Ursache im Hypothalamus.

Manche der Nervenzellkerne des Hypothalamus erfüllen eine Doppelfunktion:

1. Die Übertragung nervös elektrischer Impulse;
2. den Aufbau der Hypophysenhinterlappen-Hormone und sogenannter Freigabefaktoren, der Releasing-Factors (Releasing-Hormone). Deren Funktion ist noch nicht restlos aufgeschlüsselt, aber: Jedem Hormon, das im Hypophysenvorderlappen produziert wird, entspricht ein Releasing-Factor, der es steuert.

Dabei sollten wir uns ein Freisetzungshormon merken, das Gonadotropin-Releasing-Hormon, abgekürzt GnRH, von dem wir im folgenden immer wieder hören. Das GnRH wird vom Hypothalamus ab Beginn der Pubertät im 90-Minuten-Takt an die Hypophyse geschickt, damit diese mit der Produktion von Gonadotropinen beginnt, die wiederum unsere männlichen und weiblichen Keimdrüsen (Gonaden) zur Produktion von Geschlechtshormonen anregen.

Fassen wir alles noch einmal zusammen:
Der Hypothalamus steuert also
1. die Aktivität der Hypophyse; er produziert
2. Neuro- oder Nervenhormone, die im Hypophysenhinterlappen gelagert und bei Bedarf abgesondert werden, und er reguliert
3. über eine Kette von eng miteinander verbundenen Nervenfasern und Gefäßen die Synthese und Sekretion der Hormone des Hypophysen-

vorderlappens. Jedes dieser Hormone wird von einem Releasing-Factor gesteuert, von denen aber längst noch nicht alle bekannt sind. Die Hirnanhangdrüse wiederum stellt dann unter Kontrolle der Hypothalamushormone die Hormone der zweiten Stufe her, die Hypophysenhormone.

Hormone haben demnach auch ein hierarchisches System:
◆ Hypothalamushormone (erste Stufe)
◆ Hypophysenhormone (zwcite Stufe)
◆ periphere Hormone (dritte Stufe)
◆ periphere Organe (z. B. Schilddrüse, Eierstöcke, Hoden usw.)

Hirnanhangdrüse

Die bohnenförmige Hirnanhangdrüse (Hypophyse) liegt tief innerhalb des Schädels hinter den Nasenhöhlen und unmittelbar unterhalb des Hypothalamus. Sie wiegt nur etwa 0,5 Gramm, aber trotz ihrer Winzigkeit unterscheidet man den drüsigen Vorderlappen vom nervösen Hinterlappen. Diese »Meisterdrüse« des Körpers produziert – soweit bis jetzt bekannt – rund 20 Hormone und erzeugt zusammen mit dem Hypothalamus zahlreiche Hormone, die andere Drüsen steuern.
Im Vorderlappen (Adenohypophyse) werden Hormone gespeichert und auf Befehl in die Blutbahn ausgeschüttet. Gleichzeitig werden hier Hormone produziert, und zwar meist solche, die andere Drüsen zur Tätigkeit anregen.
Von diesen greift das somatotrope Hormon (STH) als einziges direkt in den Stoffwechsel ein und fördert das Wachstum.
Fünf weitere Hormone wirken auf Drüsen im Körper ein und regen sie zur Hormonproduktion an:
◆ Das TSH (thyreotropes Hormon) aktiviert die Schilddrüse und das
◆ ACTH (adrenocorticotropes Hormon) aktiviert die Nebennierenrinde.
Die gonadotropen, das heißt keimdrüsenanregenden Hormone (Gonadotropine) FSH und LH sind im Gegensatz zu den »geläufigen« Sexualhormonen nicht auf Mann oder Frau fixiert, sondern bei beiden Geschlechtern die gleichen.
◆ Das FSH (follikelstimulierendes Hormon) stimuliert bei der Frau die Eierstöcke (Ovarien), Follikel (Eibläschen) zu produzieren, bei den Männern die Hoden für das Wachstum der Spermien.
◆ Das luteinisierende Hormon LH (= luteinizing hormone oder ICSH =

interstitial cell stimulating hormone) bewirkt bei der Frau die Sekretion von Östrogen, den Eisprung (Ovulation) und die Bildung des Gelbkörpers. Letztere ist eine gelblich aussehende Drüse des Eierstocks, die das Hormon Progesteron abgibt, von dem wir noch viel erfahren werden. Beim Mann werden durch das ICSH (LH) die Hodenzwischenzellen (Leydig-Zwischenzellen) stimuliert und damit die Produktion der männlichen Sexualhormone, der Androgene.

◆ Die Funktion des Gelbkörpers (Corpus luteum) wird auch vom luteotropen Hormon (LTH) gemanagt, was – siehe oben – die Progesteronbildung anregt; außerdem veranlaßt es die Bildung des Hormons Prolaktin, das die Milchproduktion in den Brüsten stimuliert und reguliert.

Man vermutet aber, daß der Vorderlappen der Hirnanhangdrüse noch rund 20 weitere Hormone bildet.

Gonadotropine bei der Frau

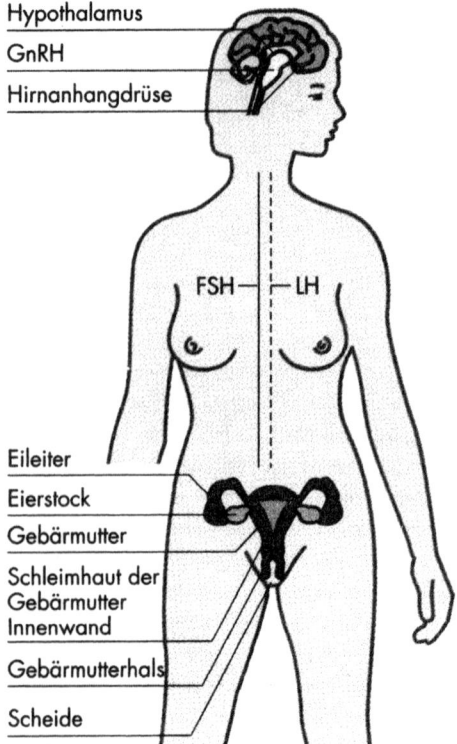

Hypothalamus
GnRH
Hirnanhangdrüse

FSH — LH

Eileiter
Eierstock
Gebärmutter
Schleimhaut der
Gebärmutter
Innenwand
Gebärmutterhals
Scheide

© Ares-Serono

Zwei Hormone werden vom Hinterlappen der Hypophyse (Neurohypophyse) abgesondert.

◆ Das Vasopressin (Aiuretin) kontrolliert den Muskeltonus der Blutgefäße und den Flüssigkeitsdruck in den Zellen (Osmose), es regelt die Wasserausscheidung durch die Nieren und steigert den Blutdruck.

◆ Das zweite Hormon ist das Ocytocyn, welches die Wehen, das heißt, die Kontraktionen des Uterus, einleitet und für den Ausstoß von Milch aus der Mutterbrust sorgt.

Wahrscheinlich werden im Hypophysenhinterlappen auch Releasing-Hormone hergestellt, die für das Gleichgewicht im Stoffwechsel und für das Rückkoppelungssystem mit dem Hypothalamus zuständig sind. Wie gesagt – man weiß noch längst nicht alles über das Hypothalamus-Hypophysen-System. Aber bereits beim derzeitigen Wissensstand dürfte klar sein, daß Erkrankungen von Hypothalamus und/oder Hypophyse tiefgreifende Wirkungen auf den gesamten Organismus auslösen. So kann beispielsweise zuviel Wachstumshormon (Somatotropin) zu Riesenwuchs führen, zu wenig zu Zwergwuchs. Andererseits ist man heute in der Lage, zwergwüchsigen Kindern mit einem gentechnologisch hergestellten Wachstumshormon zu etwas mehr Größe zu verhelfen; oder wenn während der Pubertät nicht genügend Gonadotropine ausgeschüttet werden – eine Ursache für spätere Unfruchtbarkeit –, der Geschlechtsreife durch die Gabe entsprechender Hormone »nachzuhelfen«.

Zirbeldrüse

Der französische Philosoph René Descartes hielt die Zirbeldrüse (Epiphyse oder Corpus pineale) für den Sitz der Seele. Sie liegt am hinteren Rand des Zwischenhirndachs und hat – daher der lateinische Name – die Form eines Pinienzapfens. Die Zirbeldrüse ist etwa einen Zentimeter lang und in eine Bindegewebskapsel eingebettet. Lange vermutete man, daß sie ein die Entwicklung der Keimdrüsen (Gonaden) hemmendes Hormon erzeugt. Inzwischen weiß man aber, daß ihr bislang einzig bekanntes Hormon Melatonin – dessen Wirkweisen in einem separaten Kapitel noch ausführlich besprochen werden – schlaffördernd wirkt, den Tages-Nacht-Rhythmus steuert und die Impulse dazu über die Netzhaut bekommt. Melatonin wird aus Serotonin gebildet und fast nur nachts ausgeschüttet. Etwa ab der Pubertät, zu deren Auslösung sie vermutlich beiträgt, zeigt die Zirbeldrüse Zeichen von physiologischer

Rückbildung (Involution) und die Melatoninausschüttung nimmt ab. Die höchsten Melatoninkonzentrationen werden daher im Kindesalter gemessen und verringern sich mit zunehmendem Alter. Die physiologische Bedeutung dieses Neurohormons ist noch nicht geklärt. Melatonin ist an der Regelung der Hautpigmentierung beteiligt, und zwischen ihm und den Geschlechtsdrüsen besteht eine Wechselwirkung. Es wirkt über Hypothalamus und Hypophyse auf die jahreszeitlichen Phasen im Fortpflanzungstrieb, wie wir das von den Tieren her kennen. Auch wir Menschen haben »Frühlingsgefühle«. Ein Ausfall der Epiphyse kann beim Menschen zu einer anormal verfrühten Pubertät (Pubertas praecox) führen, die beidseitige Entfernung der Eierstöcke (Ovarektomie) dagegen zu einer Schrumpfung der Zirbeldrüse. Da Melatonin bei starkem Stress, bei Tumoren an der Zirbeldrüse sowie bei Leberzirrhose im Blut nachweisbar erhöht ist, bei Depressionen, Schizophrenie und bestimmten Brustkrebsarten dagegen erniedrigt, vermutet man hier Zusammenhänge. Denn bekannt ist auch, daß eine Entfernung der Zirbeldrüse die Neigung zu Krebs erhöht.

Schilddrüse

Nach der Hirnanhangdrüse ist die Schilddrüse (Glandula thyreoida) die nächste größere endokrine Drüse. Ihre Hormone sind äußerst wichtig für den Stoffwechsel, versagt sie, so ist faktisch jedes Organ und Organsystem im Körper davon betroffen. Sie schmiegt sich wie ein Schmetterling an das obere Ende der Luftröhre und an den Kehlkopf. Die Schilddrüse besteht aus Bläschen und Follikeln, die von einer Bindegewebskapsel umhüllt sind, und wiegt etwa 20 bis 25 Gramm. Unter der »Anleitung« der Hirnanhangdrüse, die ihr nämlich das TSH schickt, produziert sie drei äußerst wichtige Hormone:
◆ Thyroxin, kurz T4 genannt,
◆ Trijodthyronin, kurz T3 genannt, und
◆ Kalzitonin.

Zur Hormonbildung benötigt die Schilddrüse das lebensnotwendige Spurenelement Jod, welches dazu aus dem Dünndarm geholt wird. Da Europa zu den sogenannten Jodmangelgebieten zählt, das heißt, daß unsere Nahrung zu wenig Jod enthält, haben über 80 Prozent der Bevölkerung Probleme mit der Schilddrüse. Eine Möglichkeit, diesem Problem entgegenzutreten, ist, unsere Nahrung mit jodiertem Speisesalz zu würzen. So kann einer Schilddrüsenüber- oder -unterfunktion und der Bildung eines Kropfes vorgebeugt werden.

Da die Auflistung der lebensnotwendigen Funktionen der Schilddrüsenhormone den Rahmen dieses Buches sprengen würden, hier nur kurz die wichtigsten Aufgaben:

Die Hormone T3 und T4 steuern den Stoffwechsel, beeinflussen das Wachstum, die Entwicklung von Gehirn, Muskeln und Knochen – weswegen eine richtige Jodversorgung speziell bei werdenden Müttern so wichtig ist –, und sie sorgen dafür, daß andere endokrine Drüsen und Organsysteme richtig funktionieren. Wird ein Kind mit einer defekten Schilddrüse geboren, ist es vom Kretinismus bedroht, einer schweren und unheilbaren Form geistiger und körperlicher Behinderung.

Das Kalzitonin ist vor allem für den Kalziumstoffwechsel verantwortlich, und der hat wiederum Einfluß auf den Blutdruck und den Knochenaufbau (siehe Osteoporose).

Nebenschilddrüsen

Die erbsengroßen Nebenschilddrüsen (Glandulae parathyreoidae oder Epithelkörperchen) gehören eigentlich zur Schilddrüse und liegen normalerweise rückwärts und seitlich von jedem Schilddrüsenlappen. Die meisten Menschen besitzen vier dieser winzigen, scheibenförmigen Gebilde, jedoch kann die Zahl variieren. Die Nebenschilddrüsen produzieren das Parathormon (PTH), das unabhängig von der Hirnanhangdrüse den Kalzium- und Phosphorstoffwechsel im Blut und in den Geweben regelt: Das Parathormon der Nebenschilddrüsen erhöht die im Blut zirkulierende Menge Kalzium, während das von der Schilddrüse produzierte Kalzitonin sie senkt.

Welche wichtige Rolle das Element Kalzium für uns Menschen spielt, ahnen Sie sicherlich: Schließlich hat jeder schon von Kalziumantagonisten zur Blutdrucksenkung gehört oder von der Empfehlung kalziumhaltiger Ernährung bei Schwangeren und älteren Menschen als Vorbeugung einer Osteoporose.

Kalzium ist das im Körper am reichlichsten vorkommende Element. Der größte Teil davon lagert in Knochen (beim Erwachsenen rund ein Kilogramm), und nur ein Bruchteil zirkuliert im Blut. Hier hat es noch eine Aufgabe, nämlich das Vitamin D zu aktivieren, das benötigt wird, damit der Organismus das Kalzium aus der Nahrung aufnehmen kann.

Kalzium besitzt eine ganze Reihe weiterer lebenswichtiger Aufgaben: Muskeln und Nerven benötigen kleine Mengen davon, um richtig funktionieren zu können. Es sorgt für den einwandfreien Stoffwechsel und die entsprechende Blutgerinnung. Ein Mangel an Kalzium führt zu einer Entmineralisierung der Knochen, zu Wachstumsstörungen, erhöhter Anfälligkeit gegen Infektionen, Nervosität und verminderter Fortpflanzungsfähigkeit.

Kommen wir zurück auf das Hormon der Nebenschilddrüsen: Welcher Zusammenhang besteht zwischen Parathormon und Kalzitonin?

Das von der Schilddrüse aus geschickte Kalzitonin senkt die im Blut zirkulierende Menge von Kalzium, das von den Nebenschilddrüsen stammende Parathormon erhöht sie.

Das bedeutet: Wenn der Kalziumspiegel im Blut aus irgendwelchen Gründen zu sehr absinkt, scheiden die Nebenschilddrüsen Parathormon aus, das wiederum den Knochen signalisiert, von ihrem Depot Kalzium abzugeben. Sinkt der Kalziumspiegel im Blut noch weiter ab und Epithelkörper bzw. Knochen kommen mit der Lieferung an Kalzium nicht mehr nach, kommt es zur Tetanie, zu schweren Muskelkrämpfen, die den betroffenen Körperteil völlig lähmen können. Besonders gefährlich ist eine Tetanie im Kehlkopf. Wird sie nicht schnellstens behandelt, kann man an einem Verschluß der Luftröhre ersticken.

Steigt jedoch die Konzentration des Parathormons zu sehr an, wird den Knochen zu viel Kalzium entzogen und sie bauen von der Substanz ab. Gleichzeitig nehmen Kalzium- und auch Phosphatspiegel im Blut zu, was wiederum den Nebenschilddrüsen signalisiert, die Ausschüttung von Parathormon zu drosseln. Für die Schilddrüse heißt das, Kalzitonin als Gegenspieler und zur Produktionsbremsung des Parathormons auszuschütten.

Weder vom Kalzitonin noch vom Parathormon sind bisher sämtliche Aufgabenbereiche restlos geklärt. Aber man sieht, daß in unserem Organismus und speziell im Zusammenhang mit Drüsen und ihren Hormonen kein Vorgang isoliert abläuft. Alles ist wechselseitig voneinander abhängig.

Thymusdrüse

Der Thymus – bei Tieren kennen wir diese Drüse unter dem Namen Bries oder Briesel – liegt hinter dem Brustbein und besteht aus einem durch Furchen unterteilten rechten und linken Lappen. Die Funktion der

Thymusdrüse ist ebenfalls noch nicht völlig geklärt, ihre Anatomie und Physiologie wird allerdings seit den 20er Jahren systematisch erforscht. Man weiß, daß der Thymus beim Säugling, beim Kind und in der Pubertät an der Steuerung des Wachstums mitwirkt. Kinder werden mit einer großen Thymusdrüse geboren, sie wächst während der Kindheit weiter und ist in der Pubertät am größten. Dann beginnt sie allmählich zu verfetten und zu schrumpfen. Bei alten Menschen oder bei Personen, die ungewöhnlich starken Stress oder schwere Infektionen erlebten, ist die Thymusdrüse sehr klein.

Mit Sicherheit spielen der Thymus bzw. seine Thymushormone, auch Thymusfaktoren genannt, sowie die Thymuspeptide eine wichtige Rolle im Immunsystem und bei den Abwehrfunktionen des Körpers. Dringt nämlich ein Virus in den Organismus ein, reagiert das Immunsystem unter anderem mit der Bildung von Antikörpern. Aber nicht ausschließlich: Unser Immunsystem setzt für unterschiedliche Aufgaben ganz verschiedene Zelltypen ein, z. B. Lymphozyten: Davon gibt es die zwei Haupttypen, die T- und die B-Zellen (T-Lymphozyten und B-Lymphozyten). Sie werden zunächst als primitive Stammzellen aus dem Knochenmark gebildet und teilen sich dann erst in T-Zellen und B-Zellen. Die von der Thymusdrüse bzw. ihren Thymozyten beeinflußten T-Lymphozyten oder T-(Helfer-)Zellen sind für die Immunität der Zellen verantwortlich.

So nahmen z. B. Tiere, denen man die Thymusdrüse entfernt und Haut, Nieren oder andere Organe transplantiert hatte, diese Übertragungen von »Fremdkörpern« ohne die sonst üblichen Abwehrreaktionen an. Injizierte man ihnen dann Extrakte des Thymusgewebes, regte dies die Bildung von weißen Blutkörperchen (Lymphozyten) an und die fremden Gewebe wurden abgestoßen. Das mag in Hinblick auf das Hauptproblem bei Transplantationen, die Abstoßungsreaktionen, zunächst recht gut klingen, man darf aber nicht vergessen, daß unsere Immunabwehr notwendig für das Überleben ist. Bildet sich bei einem Kind die Immunabwehr nicht aus, kann es ziemlich rasch an einer banalen Krankheit wie beispielsweise einem Schnupfen sterben.

Inzwischen setzt man als unterstützende Therapie nach einer immunschwächenden Chemo- und Strahlentherapie und in den fortgeschrittenen Stadien von Krebserkrankungen Thymuspeptide ein, Peptide mit hormonähnlichen Funktionen. Sie sollen das Immunsystem des Patienten gegen Virusinfektionen, bakterielle Begleiterkrankungen und Pilzinfektionen (vor allem im Inneren des Körpers) schützen und die Lebensqualität verbessern.

Zur Stärkung der Immunabwehr, gegen altersbedingte Veränderungen des Immunsystems und zur Infektabwehr sind zahlreiche Thymuspräpa-

rate im Handel, die auch als zusätzliche Therapeutika in der Rheuma-
therapie (z. B. rheumatoide Arthritis) und in der Tumortherapie angeboten werden.
Egal, ob in Form von Tabletten, Dragees oder Injektionen: Auch hier
sollte zunächst der Arzt befragt werden, ob die Einnahme eines Thymus-
präparates sinnvoll und geeignet ist. Denn nicht jedes Medikament ist
für jeden verträglich.

Nebennieren

Die beiden Nebennieren (Glandulae suprarenalia) liegen als halb-
mondförmige endokrine Drüsen oben auf den jeweiligen Nieren und
wiegen je etwa 10 bis 15 Gramm. Sie leisten Erstaunliches, denn, so die
Meinung der Wissenschaftler, insgesamt bilden unsere Nebennieren
mehr als 150 Hormone.
Jede der Drüsen besteht aus zwei Bereichen, aus der äußeren »Rinde«
(80 Prozent) und dem »Mark« im Inneren (20 Prozent). Die Nebennierenrinde (Cortex) erzeugt eine Gruppe von Hormonen, die als Steroide
bezeichnet werden; in den Markzellen dagegen werden Katecholamine
gebildet. Zu letzteren gehören die Stresshormone Adrenalin, Noradrenalin und Dopamin. Diese Hormone wirken stark anregend, sie beschleunigen den Herzschlag und erhöhen den Blutdruck. Da Katecholamine aber ebenso von anderen Körpergeweben produziert werden,
könnte der Mensch theoretisch auch ohne Nebennierenmark (Medulla)
auskommen. Nicht dagegen ohne Nebennierenrinde, die aus drei
Schichten besteht, wobei jede Schicht andere Funktionen hat. Die hier
hergestellten Steroide werden entsprechend ihrem Aufgabenbereich in
drei Kategorien unterteilt:
◆ in Mineralkortikoide, die den Mineralstoffwechsel und den Wasser-
  haushalt des Körpers kontrollieren;
◆ in Glukokortikoide, die den Kohlehydratstoffwechsel und den
  Zuckerhaushalt (Energie!) steuern und außerdem Abwehrfunktionen
  im Immunsystem und Stoffwechsel wahrnehmen; und in
◆ Sexualkortikoide oder Geschlechtshormone (Androgene und Östrogene), die ähnlich wirken wie die in den Hoden und Eierstöcken erzeugten.
Das wichtigste Mineralkortikoid ist das Aldosteron. Zusammen mit anderen Hormonen der Nebennierenrinde steuert es den Mineralstoffwechsel im Körper, erhöht die Natriumaufnahme (Salz) der Nieren und

steigert damit den Blutdruck; außerdem beeinflußt es die Kaliumausscheidung. Wenn die Nebennierenrinde zu viel Aldosteron produziert (Hyperaldosteronismus), dann scheiden die Zellen zu viel Kalium aus, und das hat unregelmäßige Herzschläge, Muskelschwäche und möglicherweise sogar Lähmungserscheinungen zur Folge. Der Grund für Hyperaldosteronismus kann ein Tumor sein, den man dann operativ entfernt. Liegt die Ursache in einer Überproduktion der Nebennierenrinde selbst, behandelt man mit Medikamenten. Aldosteron kann nämlich künstlich hergestellt werden. Angeregt wird die Aldosteronproduktion durch ein anderes Hormon, das Angiotensin II, das wiederum den Blutdruck erhöht. Bekannt sind die sogenannten ACE-Hemmer zur Senkung des Blutdrucks, die eigentlich Angiotensin Converting Enzyme (= Angiotensin umwandelndes Enzym) heißen.

Das wichtigste Glukokortikoid der mittleren Schicht der Nebennierenrinde ist Cortisol, auch Hydrocortison genannt. Erst die Leber wandelt das Hormon Cortisol in das fünfmal stärker wirkende Cortison um – von dem jeder schon mal gehört hat und vor dem viele (unbegründete) Angst haben.

Die Ursache für die weitverbreitete »Cortison-Angst« resultiert aus den 50er und 60er Jahren, als das neue »Wundermittel« aus Unkenntnis über viel zu lange Zeiträume hinweg hochdosiert verabreicht wurde. Cortison ist ein Steroid, das zur Behandlung der unterschiedlichsten entzündlichen Prozesse – von Allergien über Asthma und Augenentzündungen bis zur Arthritis oder multiplen Sklerose – oder gegen Schmerzen wirkungsvoll eingesetzt werden kann. Längerdauernde Behandlungen mit hohen Cortison-Dosen oder falsche Handhabung beispielsweise bei Injektionen können jedoch – wie das bei allen anderen wirkungsvollen Medikamenten ebenso der Fall ist – unerwünschte Nebenwirkungen auslösen. Wichtig ist deshalb nicht nur die richtige Dosierung und die korrekte Einhaltung der verordneten Dosis, sondern die individuelle Anpassung an den Patienten und seine Beschwerden. Heute werden mit sehr geringen Dosierungen (Low-dose-Therapie) beispielsweise in der orthopädischen Schmerztherapie sehr gute und rasche Erfolge ohne nennenswerte Nebenwirkungen erzielt.

Die zweite Überlegung bei einer Cortisontherapie ist die Nutzen-Risiko-Abwägung: Ist es wichtiger, eine schwere und schmerzhafte Erkrankung mit wirksamen Medikamenten zu behandeln und dafür eventuelle Nebenwirkungen in Kauf zu nehmen, oder stehen die Nebenwirkungen in keinem Verhältnis zum Nutzen der Therapie? Eine Frage, die nicht allein der Arzt entscheiden, sondern die der Patient mit entscheiden sollte.

Im übrigen ist Cortison – das soll bei unserem derzeitigen Trend zur

»Natürlichkeit« besonders hervorgehoben werden – eines des natür-
lichsten Heilmittel, das es überhaupt gibt.
Das Nebennierenhormon Cortisol fördert auch die Bildung von Kohlen-
hydraten aus Eiweißstoffen (Proteinen), sorgt für die Speicherung von
Zucker in der Leber, kann den Blutzuckerspiegel erhöhen (wichtig,
wenn Diabetiker mit Cortison behandelt werden müssen!) und Entzün-
dungsprozesse hemmen. Eine Überproduktion von Cortisol führt zum
Cushing-Syndrom (Hypercorticismus), einer schweren Stoffwechsel-
störung: Gerötetes »Vollmondgesicht« mit Stiernacken, Fettsucht des
Leibes, aber schlanke Arme und Beine, blaurote Streifen im Bauch- und
Gesäßbereich, erhöhter Blutdruck und eine Unterfunktion der Geschlechtsdrüsen sind typische Symptome. Die Knochen werden
brüchig, eine Osteoporose kann sich ausbilden, die Betroffenen sind
müde und abgeschlafft. Im weiteren Verlauf bilden sich die Geschlechtsorgane zurück, Frauen bekommen Störungen der Periode,
Männer der Potenz und Kinder Wachstumsstörungen. Ein Diabetes kann
sich entwickeln. Die Ursache für eine Cortisolüberproduktion ist meist
ein Tumor oder eine Überfunktion der Nebennierenrinde. Das sogenannte transitorische Cushing-Syndrom zeigt dieselben Symptome, entsteht jedoch als Folge einer langen und hochdosierten Cortisonbehand-
lung. Normalisiert sich der Cortisolspiegel, bilden sich die Symptome
wieder zurück.
Die dritte Gruppe sind die von der inneren Schicht der Nebennierenrinde erzeugten Steroidhormone. Dazu gehören DHEA, DHEAS sowie Geschlechtshormone (Androgene und Östrogene). Letztere ergänzen die männlichen bzw. weiblichen Sexualhormone, die in den Hoden
und Eierstöcken gebildet werden, haben aber weniger Einfluß. Eine Ausnahme bilden nur die Androgene, jene männlichen Geschlechtshormone, die bei Frauen in den Nebennieren produziert werden. Bei ihnen
steuern sie das Wachstum der Scham- und anderen Körperhaare und
beeinflussen den Sexualtrieb. Eine übermäßige Produktion von Androgenen führt bei Frauen zu typisch »männlichen« Eigenarten: zur starkem
Haarwuchs im Gesicht und am Körper, besonders im Schambereich, zu
einer tieferen Stimme und einer starken Entwicklung der Muskeln, zu einer vergrößerten Klitoris und meistens zu einem gesteigerten Sexualtrieb.
Ausführlicher mit den Sexualhormonen und ihren unterschiedlichen
Wirkweisen befassen wir uns noch später.

DHEA – tatsächlich ein »Jungbrunnen«?
DHEA, diese Ansicht vertreten manche Patienten und auch Doktoren,

sei der absolute »Jungbrunnen«. Dabei wußten bis vor kurzem nur wenige Wissenschaftler mit den Buchstaben DHEA etwas anzufangen. DHEA-Pillen werden seit einiger Zeit in den USA als »Jungbrunnen« angepriesen und auf jede erdenkliche Weise vermarktet, per Post verschickt sowie in Zeitschriften und Büchern propagiert als Mittel gegen das Altern. Und wie immer imitieren wir Mitteleuropäer mit Begeisterung, was von »drüben« kommt. Deswegen hier kurz ein paar Anmerkungen zu DHEA bzw. DHEAS.

DHEA ist gar nicht so neu. Es wurde bereits 1934 entdeckt und ist die Abkürzung von Dehydroepiandrosteron. Das von den Nebennieren produzierte DHEA gelangt von da aus über den Kreislauf in die einzelnen Zellen. Dort findet eine Umwandlung in männliche Geschlechtshormone (Androgene) oder weibliche Geschlechtshormone (Östrogene) statt. Ob aus DHEA vor allem Androgene oder eher Östrogene entstehen, hängt angeblich vom Gesundheitsstatus, Geschlecht und Alter der betreffenden Person ab. Als Dehydroepiandrosteronsulfat (DHEAS: eine Sulfatgruppe wird an DHEA angehängt) wird es von der Nebennierenrinde des ungeborenen Kindes produziert. Beim Erwachsenen bildet sich DHEA hauptsächlich morgens in der Nebennierenrinde, während des Tages nimmt seine Konzentration schnell ab.

Die im Handel erhältlichen DHEA-Tabletten enthalten hauptsächlich Sterole, die aus dem Diosgenin der Yams-Wurzel hergestellt werden.

DHEA wird als wirksames Mittel gegen alle möglichen Erkrankungen wie z. B. Herzerkrankungen, Krebs, Diabetes, Gewichtsverlust, Lupus (Rheumaerkrankung), zur Förderung des Schlafs, zur Steigerung der Gedächtnisleistung, der Knochendichte, des Immunsystems, zum Stressabbau, zur Steigerung des allgemeinen Wohlbefindens, vor allem aber der Libido und der Potenz angepriesen. Lassen wir die erstaunlich vielfältigen und durch klinische Studien (noch) nicht bewiesenen guten Eigenschaften mal beiseite: Auf keinen Fall sollte dieses seit kurzem im Handel erhältliche Hormon ohne Rücksprache mit dem Arzt eingenommen werden (der kann beispielsweise auch den DHEA-Spiegel messen, etwas, was man seit langem in der Tumordiagnostik macht).

Da DHEA ein Vorläufer des männlichen Geschlechtshormons Testosteron ist und eine ähnliche Struktur aufweist, stufen es viele als Anabolikum ein. Sicher ist, daß DHEA hochdosiert giftig ist und man noch nicht weiß, wie sich eine langfristige Einnahme in höherer Dosierung auswirkt. Vorläufige Forschungsergebnisse lassen vermuten, daß eine langfristige bzw. hochdosierte Einnahme die Entstehung von Bluthochdruck, Diabetes und selbst Krebs begünstigen könnte.

Bauchspeicheldrüse

Störungen der Hormonproduktion machen krank. Ein allgemein und längst bekanntes Beispiel dafür ist die Zuckerkrankheit, eine typische Erkrankung der »Wohlstandsstaaten«. Hauptauslöser des sogenannten »Altersdiabetes« oder Diabetes vom Typ II ist falsche Ernährung, zu wenig Bewegung und Übergewicht: zu viel und zu fettes Essen. Die Bauchspeicheldrüse produziert zunächst genügend oder sogar zu viel ihres Hormons Insulin (Hyperinsulinämie), um die zugeführte Nahrung in Energie umwandeln zu können, und es kommt zu einer Unterempfindlichkeit gegenüber körpereigenem Insulin: Der »Schlüssel«, das Hormon Insulin, paßt nicht mehr ins Schloß der Zellen. Und das bedeutet, daß die zur Energiegewinnung benötigte Glukose nicht mehr in die Zellen eingelassen wird und die Zuckerwerte im Blut rapide ansteigen (Hyperglykämie). Blutzuckerwerte im Normbereich sind jedoch Voraussetzung für einen optimalen und störungsfreien Stoffwechsel.

Doch beginnen wir von Anfang an: Die Bauchspeicheldrüse (das Pankreas) liegt quer im Oberbauch hinter dem Magen, ein 13 bis 18 Zentimeter langes, bis zu 9 Zentimeter breites und etwa 3 Zentimeter dickes Organ mit einem Gewicht von ungefähr 80 bis 100 Gramm. Die Bauchspeicheldrüse arbeitet als einziges Organ sowohl mit exokrinen als auch mit endokrinen Drüsen: Exokrin stellt das Pankreas Verdauungsenzyme her und schickt sie über Ausführungsgänge zum Dünndarm.

Im gesamten Pankreas verstreut liegen Gruppen von spezialisierten Zellen. Diese Zellgruppen wurden zum erstenmal 1869 von dem deutschen Pathologen und Histologen Paul Langerhans (1847–1888) beschrieben und ihm zu Ehren »Langerhanssche Inselzellen« genannt. In diesen Inseln werden unterschiedliche Hormone, nämlich Insulin, Glukagon und Somatostatin erzeugt: Die A-Zellen (Alpha-Zellen) bilden das Glukagon, die B-Zellen (Beta-Zellen) das Insulin, die C- und D-Zellen (Delta-Zellen) das Somatostatin.

Glukagon spaltet die in der Leber deponierten Grundkörper der Kohlenhydrate (Monosaccharide) auf.

Somatostatin senkt den Blutzuckerspiegel und die Glukagon- und Insulin-Sekretion. Es übt also eine Kontrollfunktion aus.

Die Hauptaufgabe des Insulin besteht darin, den Zuckerhaushalt zu kontrollieren. Außerdem sorgt es für den Transport von Traubenzucker (Glukose) in die Muskel- und Fettzellen zur Gewinnung von Energie. Gleichzeitig stimuliert Insulin den Aufbau von Glykogen, einer Stärke aus tierischer Nahrung. Außerdem hemmt Insulin die Neubildung von Glukose in der Leber. Fast alle Kohlenhydrate und 50 bis 60 Prozent des

Proteins werden in Glukose umgewandelt. Was der Körper davon nicht sofort benötigt, speichert er vor allem in der Leber als Glykogen, das bei Bedarf wieder in Glukose umgewandelt wird. Steigt nun der Glukosespiegel im Blut an, ist dies für die B-Zellen das Signal, viel Insulin auszustoßen, welches den »Brennstoff« des Körpers nutzen soll. Wird jedoch nicht genügend Insulin produziert, fallen alle oben genannten Funktionen mehr oder weniger aus und es kommt zu einem Anstieg des Zuckers im Blut, zu einer Hyperglykämie. Der Körper ist nicht mehr in der Lage, die Glukose zu verarbeiten, aber nur ein ganz geringer Teil wird im Harn ausgeschieden und macht ihn süß, was man schon im Altertum als Kennzeichen des Diabetes mellitus (mel = Honig) registriert hat.

Insulin ist außerdem für den richtigen Fettstoffwechsel notwendig. Überschüssiges Fett aus der Nahrung wird im Gewebe gespeichert, ebenso überschüssige Kohlenhydrate. Auf »Halde« werden sie zu Triglyceridmolekülen. Insulin verhütet den Zerfall der Triglyceride. Fehlt jedoch dieses Hormon, dann verarbeitet die Leber diese Triglyceride und macht daraus sogenannte Ketone. Einen Teil der Ketone können die Muskeln verwerten, doch die restlichen sammeln sich im Körper an und stören dessen chemisches Gleichgewicht. Ein Triglyceridspiegel von über 200 mg/dl gilt ebenso wie ein hoher Cholesterinspiegel als Warnsignal für einen Infarkt.

Der normale Gegenspieler des Insulins ist das in den A-Zellen gebildete Hormone Glukagon, das bei starkem Abfall des Blutzuckers (Hypoglykämie) für die Aufrechterhaltung einer ausreichenden Zuckerkonzentration im Blut sorgt.

Diabetes vom Typ I und Typ II

Was löst nun einen Diabetes aus? Man unterscheidet zwei Formen der Zuckerkrankheit, den Diabetes vom Typ I und den Diabetes vom Typ II: Beim Typ-I-Diabetes, der etwa auf 10 Prozent der Diabetiker zutrifft, hat vermutlich eine Virusinfektion oder eine Autoimmunerkrankung die B-Zellen geschädigt. Vor geraumer Zeit stellte man fest, daß Kinder, die nur kurze Zeit gestillt oder gar nicht mit Muttermilch ernährt wurden, anfälliger für Diabetes I sind als andere. Anscheinend besitzt die Muttermilch einen besonderen Schutz. Typ-I-Diabetiker können schon als Kleinkinder erkranken und müssen dann zeitlebens täglich (mehrmals) das Hormon Insulin per Injektion zuführen.

Dagegen bricht der Typ-II-Diabetes meist erst nach dem 40. Lebensjahr aus, deswegen auch die Bezeichnung »Altersdiabetes«. Nach neuesten wissenschaftlichen Erkenntnissen kommen bestimmte Faktoren zusammen und lösen eine Insulinresistenz aus. Noch sind nicht alle Faktoren bekannt, sicher gehören jedoch zu den Hauptfaktoren eine falsche Ernährung – zu viel, zu fett, zu üppig – sowie das daraus entstandene Übergewicht, außerdem Bewegungsmangel. Typ-II-Diabetiker haben meistens auch erhöhte Cholesterin- und/oder Triglyceridspiegel sowie einen Bluthochdruck (Hypertonie). Nach einer anfänglichen Hyperglykämie kommt es zur einer Insulinresistenz, ausgelöst durch die genannten Faktoren, die als metabolisches Syndrom bezeichnet werden, und schließlich entsteht ein manifester Diabetes mellitus. Gerade die Kombination von Diabetes und Fettstoffwechselstörungen und womöglich noch Bluthochdruck ist äußerst gefährlich. Solche Patienten haben ein vielfach erhöhtes Risiko für Herzinfarkt und/oder Schlaganfall. Die wichtigsten Behandlungsstrategien noch vor und stets im Zusammenhang mit einer medikamentösen Behandlung bei Diabetikern vom Typ I, vor allem aber vom Typ II, sind folglich eine Umstellung auf eine gesunde vollwertige Mischkost und viel Bewegung.

Schwangerschaftsdiabetes
Etwa zwischen 2 und 6 Prozent der schwangeren Frauen bekommen einen Schwangerschaftsdiabetes, der nach der Geburt des Kindes wieder verschwindet. Entdeckt und behandelt man diesen Diabetes während der Schwangerschaft nicht, können schwere Komplikationen für das Kind entstehen: Der anormal hohe Blutzucker gelangt über den Blutkreislauf in den Embryo, wodurch der schnell zu viel Fett und Eiweiß ansetzt und zu rasch wächst. Wegen des Insulins der Mutter kann der Fetus, der in der 28. Schwangerschaftswoche mit einer eigenen Insulinproduktion beginnt, den Blutzucker nicht stabil halten, wodurch es möglicherweise zu einem bedrohlichen Absinken seines Blutzuckers kommt. Diabetes in der Schwangerschaft kann sogar zu Totgeburten oder schweren Erkrankungen des Kindes führen. Wichtig ist also, daß sich jede Frau zu Beginn und während der gesamten Schwangerschaft den Blutzucker kontrollieren läßt.

Die Keimdrüsen

Welche Möglichkeiten haben Frauen, durch die Gabe von Sexualhormonen ihre Gesundheit, ihr Aussehen, ihre Gedächtnisleistungen, ihre

Lebensqualität – und die bei einer längeren Lebensdauer – zu erhalten und zu verbessern? Dies ist die zentrale Frage dieses Buches.

Jüngere Frauen werden sich deswegen für alles interessieren, was mit Pille und Kinderwunsch zusammenhängt. Doch sie sollten sich auch ansehen, was für die Frauen »im besten Alter« (warum diese Bezeichnung nur bei Männern und nicht auch bei Frauen, die meistens jünger und agiler als gleichaltrige Männer wirken!) gut ist. Denn zum einen geht das Älterwerden ganz von selbst und schneller, als man sich vorstellt, zum anderen kommen viele Beschwerden oder Krankheiten erst nach Jahren und Jahrzehnten zum Vorschein, obwohl der »Grundstock« bereits in jungen Jahren gelegt wurde. Um nur ein paar Stichworte zu nennen: Hautveränderungen durch »Sonnenbaden«, Arteriosklerose, der zuvor geschilderte Diabetes, Herz-Kreislauf-Erkrankungen, Fettstoffwechselstörungen, Osteoporose, Schilddrüsenunter- bzw. -überfunktionen. Aber auch eine ungewollte Kinderlosigkeit kann Ursachen haben, die man schon früh aus dem Weg räumen kann – wenn man sie kennt.*

Deswegen soll hier vorab ein Überblick über das Funktionieren der weiblichen Geschlechtsdrüsen und ihrer Hormone gegeben werden.

Erinnern wir uns: Produktion und Tätigkeit der Geschlechts- oder Sexualhormone werden vom Hypothalamus-Hypophysen-System gesteuert. Zunächst wird vom Hypothalamus im 90-Minuten-Takt das Gonadotropin Releasing Hormon (GnRH) abgegeben, das die Hirnanhangdrüse anregt. Dort, genauer im Hypophysenvorderlappen, werden neben anderen Hormonen zwei Fruchtbarkeitshormone (Gonadotropine) gebildet, die im Gegensatz zu den »eigentlichen« Geschlechtshormonen nicht auf das weibliche oder männliche Geschlecht fixiert sind: Das luteinisierende Hormon (LH oder auch ICSH = interstitial cell stimulating hormone) bewirkt in den Eierstöcken der Frau die Produktion von Östrogenen, den Eisprung (Ovulation) und die Bildung des Gelbkörpers (Corpus luteum). Das follikelstimulierende Hormon (FSH) wirkt (zusammen mit LH) unter anderem auf die Follikelreifung bei der Frau bzw. die Spermienproduktion des Mannes und hier direkt auf die Samenkanälchen des Hodens.

Womit wir mal einen kurzen Blick auf den Mann werfen: Bei ihm wird durch das luteinisierende Hormon LH (oder ICSH) in den Hodenzwischenzellen (Leydig-Zellen) die Produktion der männlichen Keimdrüsenhormone, der sogenannten Androgene, stimuliert.

An dieser Stelle sei – um prinzipiell Mißverständnisse auszuschließen –

---

* vgl. Helga Vollmer: Warum bekommen wir kein Kind?, München 1996

angemerkt, daß die Bezeichnung »Östrogene« (auch) ein Sammelbegriff
für die weiblichen Keimdrüsenhormone ist, deren Hauptvertreter Östradiol, Östron und Östriol sind. Die werden überwiegend in den Eierstöcken gebildet, während der Schwangerschaft auch in der Plazenta
(Mutterkuchen), außerdem in geringen Mengen in den Nebennieren sowie in den Hoden des Mannes. Letzteres ist keine falsche Information,
denn umgekehrt werden kleine Mengen von »Androgenen«, wie der
Sammelbegriff für die männlichen Keimdrüsenhormone lautet, auch in
den Nebennieren und in den Eierstöcken der Frau gebildet. Das heißt,
jede Frau hat in ihrem Körper kleine Mengen von männlichen Hormonen und jeder Mann geringe Mengen von weiblichen Sexualhormonen.
Ein Teil dieser Androgene wird in der Leber und im Muskelgewebe der
Frau in Östrogene umgewandelt.

Zusammenfassend kann man über die weiblichen Sexualhormone, die
in den Eierstöcken gebildet werden (Ovarialhormone), folgendes sagen:
Unter dem Oberbegriff »Östrogene« faßt man die wichtigsten Östro-
genwirkstoffgruppen mit Östradiol, Östron und Östriol zusammen, deren Einsatzbereich in denjenigen Wachstumsmechanismen liegt, die eine Fortpflanzung vorbereiten bzw. ihr unmittelbar dienen.
Daneben gibt es noch den Oberbegriff »Gestagene«. Gestagene dienen
in erster Linie der Entstehung und Erhaltung der Schwangerschaft. Das
wichtigste Gestagen ist das Progesteron oder Gelbkörperhormon (Cor-
pus-luteum-Hormon), das im Eierstock, in der Plazenta und in geringen
Mengen in den Nebennieren gebildet wird.
Auch hier soll zum besseren Verständnis etwas angemerkt werden: Oft
spricht man über »Gestagene«, beispielsweise im Zusammenhang mit
einer »Gestagensubstitution« als Krebsprophylaxe oder bei der Behandlung von Endometriose. Die Bezeichnung »Gestagen« beschreibt hier
ein synthetisch hergestelltes Gelbkörperhormon (z. B. Progesteronderi-
vat oder Nortestosteronderivate), wie es in der Pille, bei manchen Menopausenpräparaten oder als bestimmtes Medikament zur Erfüllung eines Kinderwunsches (gestörte Gelbkörperfunktion) verwendet wird.
Gelegentlich wird »Gestagen« auch als Überbegriff für alle Varianten
von Gelbkörperhormonen verwendet, also sowohl für natürliche wie
auch für synthetische.
Das Hormon Relaxin wird im Uterus und von der Plazenta hergestellt.
Prolaktin dagegen, das für die Produktion der Muttermilch verantwortlich ist und vermutlich für einige Stoffwechselvorgänge, entsteht – wie
wir bereits erfahren haben – in der Hypophyse und wird auch LTH (lu-
teotropes Hormon) genannt.

Nun mag man sich fragen, warum die weiblichen Keimdrüsen so viele verschiedene Hormone ausschütten. Man muß dies im großen Zusammenhang sehen. Im weiblichen Körper spielt sich nämlich einiges ab: Östrogen trägt zur Entwicklung der Brüste bei und ist verantwortlich für das Wachstum der Schleimhaut des Muttermundes und der Gebärmutter während der ersten Phase des Menstruationszyklus. In der zweiten Phase bereitet das Progesteron zusammen mit dem Östrogen die Innenwand der Gebärmutter (Uterus) auf eine Schwangerschaft vor. Kommt es zu einer Schwangerschaft, so wirkt Relaxin – wie schon aus dem Namen erkennbar ist – lockernd auf die Beckenbänder während der Wehen und ermöglicht dem Geburtkanal, sich so sehr zu erweitern, daß bei der Geburt das Kind gut durchkommt. Weibliche Sexualhormone sind also einem Zyklus mit starken Schwankungen unterworfen, im Gegensatz zu den männlichen Sexualhormonen, die ziemlich gleichmäßig abgegeben werden.

»Androgene«, so der Sammelbegriff für die männlichen Sexual- oder Keimdrüsenhormone, werden in den Hoden (Testes) hergestellt, kleine Mengen ebenfalls in der Nebennierenrinde bzw. bei Frauen auch in den Eierstöcken. Das wichtigste Androgen ist das Testosteron, das im Hodengewebe produziert, in verschiedenen Prozessen abgebaut und im Harn wieder ausgeschieden wird. Testosteron beeinflußt und bestimmt die Entwicklung der primären und sekundären Geschlechtsmerkmale, der Geschlechtsorgane, beeinflußt (positiv) den Geschlechtstrieb (Libido), die Begattungs- und die Zeugungsfähigkeit. Androgene wirken aber auch auf die Steigerung des Eiweißaufbaus, sie fördern das Knochenwachstum, beeinflussen die Beschaffenheit von Muskulatur, Haut sowie Talgdrüsenfunktion und senken die Blutfette.

Hormone beim Ungeborenen und beim Kleinkind

Wann fängt eigentlich beim Menschen die Produktion von Hormonen an? Schon sehr früh! Bereits während des Embryonalstadiums, wie man die ersten 10 Wochen einer Kindesentwicklung bezeichnet, beginnen sich Gewebe herauszubilden, die zu verschiedenen Organsystemen werden. Nach der 10. Woche kommt es zu deutlichen Wachstumsschüben und um die 14. Woche herum – gleichzeitig mit der Entwicklung von Armen, Beinen und Gesichtszügen – bilden sich auch Ansätze von äußeren und inneren Geschlechtsorganen. Etwa im 5. Schwangerschaftsmonat sind im Eierstock des weiblichen Fetus alle Eizellen auf Vorrat angelegt, welche später der Frau zur Verfügung stehen: rund fünf Millionen! Bis zur Pubertät lagern sie unverändert in den Eierstöcken. Mit beginnender Pubertät und unter dem Einfluß der Gonadotropine LH und FSH werden diese Eizellen in befruchtungsfähige Eizellen umgewandelt. Wird der Fetus durch eine giftige Substanz oder Infektion geschädigt, kommt diese »Beschädigung« möglicherweise erst Jahre oder Jahrzehnte später zum Vorschein, dann nämlich, wenn die Frau wegen massiver Menstruationsstörungen oder ungewollter Kinderlosigkeit (Infertilität) einen Arzt aufsucht.*

Nach der Geburt wird das Wachstumshormon Somatotropin aus der Hirnanhangdrüse ausgeschüttet, und zwar hauptsächlich während des Schlafes. Deswegen ist es nicht nur natürlich, sondern ausgesprochen gesund, wenn Säuglinge viel schlafen. Der Schlaf fördert das Wachstum. Dasselbe gilt übrigens auch für Jugendliche während ihrer Wachstumsschübe. Solche Phasen ausgeprägten Schlafbedürfnisses sollten also keinesfalls krampfhaft unterdrückt werden. Keimdrüsenhormone wie Östrogene und Androgene spielen beim Kind nur in bezug auf das Wachstum eine Rolle. Werden allerdings durch eine Störung übermäßige Mengen von Sexualhormonen schon im Säuglings- bzw. Kindesalter produziert, lösen sie einen rapiden Wachstumsschub aus, möglicherweise auch eine verfrühte sexuelle Entwicklung und eine vorzeitige Pubertät (Pubertas praecox). Heute kann der Arzt in so einem Fall das Kind

---

* vgl. Helga Vollmer: Warum bekommen wir kein Kind?, München 1996

mit Medikamenten behandeln, welche die Ausschüttung von Geschlechtshormonen verringern. Meist handelt es sich um eine Progesteronverbindung, die beim Jungen das Wachstum der Hoden und der anderen männlichen Geschlechtsmerkmale, beim Mädchen die verfrühte Menstruation und Entwicklung der Brüste stoppt.

Hormonproduktion bei jungen Mädchen

Wenn sich beim Mädchen die Brustwarzen vergrößern und bei Jungen wie Mädchen allmählich Schamhaare und Haare in den Achselhöhlen sprießen, dann sind dies erste Anzeichen, daß der Körper nun gezielt mit der Produktion von Geschlechtshormonen beginnt. Bei beiden, Jungen wie Mädchen, fängt dieser Vorgang etwa zwischen dem 10. und 12. Lebensjahr an.

Das heranwachsende Mädchen unterscheidet sich psychisch wie physisch von einem Jungen lange bevor die Geschlechtsreife beginnt. Im allgemeinen sind Mädchen früher schulreif als Jungen, lernen schneller lesen und wirken manchmal den »kindischen Jungs« gegenüber beinahe »mütterlich«. In diesen Zeitabschnitten wollen sie meistens nicht mit gleichaltrigen Buben – und umgekehrt diese nichts mit den Mädchen – zu tun haben.

Eines Tages dann lautet der Befehl der gonadotropen Hormone LH und FSH an die Eierstöcke: Die Eibläschen (Follikel) sollen nun wachsen, damit später ein Eisprung (Follikelsprung) stattfinden kann. Gleichzeitig sollen sie Östrogene und Progesteron bilden sowie in geringen Mengen Androgene. Bis heute weiß man nicht genau, was diese plötzlich einsetzende Aktivität der Gonadotropine auslöst. Man vermutet jedoch, daß dabei das Zirbeldrüsenhormon Melatonin eine Rolle spielt.

Die erste Menstruation (Menarche) schließlich kennzeichnet den Beginn der Geschlechtsreife und der fruchtbaren Jahre einer Frau. Wann die Menarche einsetzt, hängt wahrscheinlich unter anderem vom Gewicht eines Mädchens ab. Die meisten wiegen um die 46 Kilogramm, wenn die erste Periodenblutung einsetzt, aber es gibt auch hier individuelle Unterschiede.

Bereits etwa zwei Jahre zuvor haben sich weibliche Körperformen zu entwickeln begonnen. Zunächst vergrößern sich die Brustwarzen (spannen und werden druckempfindlich), im Achsel- und Schambereich sprießen Härchen, allmählich formt sich ein Busen. Doch die Sexualhormone haben noch mehr Aufgaben, als nur die primären und sekundären Geschlechtsorgane und -merkmale auszubilden. Die Ovarialhormone (die im Eierstock gebildeten Hormone) sind unter anderem an der Regulierung des Körpergewichts beteiligt, sie beeinflussen die Nierenfunktion und können beispielsweise eine Flüssigkeitsansammlung im

Gewebe verursachen; auch volles Haar, frische und gut durchblutete Haut, Körpertemperatur, Verdauung und Blasenfunktion, Schlaf, Blutdruck, Immunabwehr, ja sogar die Benetzung der Augen mit Tränenflüssigkeit und nicht zuletzt der seelische Zustand, die Psyche des Mädchens und später der Frau stehen im Zusammenhang mit den Östrogenen. Sie aktivieren das zentrale Nervensystem (ZNS) und stimulieren sensorische Organe inklusive der Haut, so daß sie Schlüsselrezeptoren für äußere sexuelle Reize sind. Inzwischen weiß man auch, daß Östrogene eine sehr wichtige Rolle bei Gehirnfunktionen und Gedächtnisleistungen spielen.

Man kann sich nun leicht vorstellen, welche Veränderungen ein junges Mädchen in der Pubertät, aber auch eine Frau im Klimakterium durchmacht, zum einen, wenn die Ovarialhormone mit ihrer Tätigkeit einsetzen, zum anderen, wenn sie diese wieder einstellen. Doch dazu später mehr.

In geringen Mengen produzieren die Eierstöcke – wie bereits erwähnt – auch Androgene, männliche Sexualhormone. Welche Funktionen haben die Androgene im weiblichen Körper?

Sie unterstützen die Östrogene in ihrem Schutz von Knochen und Haut, sie regeln unter anderem das Wachstum der Scham- und Achselhaare beim Mädchen. Produzieren die Eierstöcke zu irgendeinem Zeitpunkt zu viel Androgene, sprießen am Körper des Mädchens bzw. der Frau auch dort Haare, wo man sie eigentlich nur beim Mann gewöhnt ist: im Gesicht, zwischen den Brüsten, um den Nabel und an den Oberschenkeln. Man kann dieses Phänomen manchmal speziell bei dunkelhaarigen Frauen in den Wechseljahren feststellen: Dadurch, daß die Östrogenproduktion nach und nach immer geringer ausfällt, ist im Verhältnis dazu die Androgenproduktion relativ hoch – diese Frauen bekommen eine stärkere Behaarung. Zwar sind unsere Haare qualitativ und quantitativ genetisch (erblich) festgelegt, ihre Wachstums-Aktivität wird jedoch hormonell gesteuert.

Gelegentlich wird es notwendig, den Spiegel der männlichen Hormone bei einer Frau zu messen. Denn nicht nur die übermäßige Körperbehaarung (Hypertrichose und Hirsutismus), sondern auch das Gegenteil, der Verlust der Kopfhaare (Alopezie) kann auf einer Überproduktion von Androgenen basieren.

Ein weiteres mögliches Zeichen eines Zuviel an männlichen Hormonen ist die Akne, auf die wir im Zusammenhang mit der Pille noch ausführlicher zu sprechen kommen. Im Moment sei nur so viel gesagt: Bei Aknepatientinnen werden häufig erhöhte Werte von freiem Testosteron im Blut gemessen. Hier kann eine niedrig dosierte Pille, die eigentlich eine ungewollte Schwangerschaft verhindern soll, fabelhaft helfen. Die beste »Therapie« einer Akne ist freilich eine »richtige« Schwangerschaft: Während dieser Zeit produziert der Körper riesige Mengen weiblicher Hormone.

Androgene haben – in richtig dosierter Ausschüttung – für eine Frau sehr wichtige Eigenschaften: Sie beeinflussen, wie auch die Östrogene, ihre Psyche, und während diese mehr für die sexuelle Stimulation von außen verantwortlich zeichnen, unterstützen die Androgene zum einen dies, vor allem aber sorgen sie für das Lustempfinden einer Frau, sie sind verantwortlich für ihre Libido.

Im Gegensatz zum Mann werden bei einer Frau die Sexualhormone nicht gleichmäßig und stetig ausgeschüttet, sondern sie unterliegen Schwankungen. Gerade während der Pubertät wird das junge Mädchen immer wieder von »Hormonduschen« überschüttet, mal mehr von dem einen, dann wieder von dem anderen. Neben Stimmungsschwankungen sind die Folgen davon die erwähnte Akne und/oder eine extrem unreine Haut – Ergebnis einer zeitlich meist begrenzten und zu hohen Androgenausschüttung.

Wir werden im Zusammenhang mit den Einsatzgebieten der verschiedenen Hormone noch ausführlicher auf diese Probleme zu sprechen kommen. In diesem Zusammenhang ist es aber sehr wichtig zu wissen, wie der monatliche Zyklus einer Frau abläuft, einer der Gründe für hormonelle Schwankungen.

Die Frau und ihr Zyklus

Wie lösen sich die Sexualhormone über den Monatszyklus und die Periodenblutungen ab?
Der ovulatorische (auf die Eierstöcke bezogene) Zyklus ist geprägt von starken Schwankungen der Östrogene, die überwiegend in den Eierstöcken entstehen, zum Teil aber auch in der Leber und im peripheren (umgebenden) Fett- und Muskelgewebe aus Androgenen gebildet werden. Es gibt jedoch nicht nur diese täglichen zyklusabhängigen, zum Teil sehr großen Veränderungen der verschiedenen Hormonspiegel, sondern auch noch spezielle Unterschiede bei jeder einzelnen Frau: So kann sich der Östrogenspiegel bei einer Frau ganz kurzfristig nach einer Mahlzeit, durch Aufregungen positiver oder negativer Art usw., ändern. Deswegen darf eine Hormonbehandlung nie nach Schema F ablaufen, und es gibt keine einheitliche Richtlinie für alle Frauen. Eine Therapie – nicht nur mit Hormonen – muß stets individuell der Patientin und ihrem Problem angepaßt werden. Die Patientin sollte dazu beitragen, indem sie sich zum einen genauestens an die Anordnungen des Arztes hält, zum anderen diesem auch Wirkungen und Nebenwirkungen, Positives wie Negatives, sachlich schildert. Nur dies ermöglicht es dem Arzt, das Medikament individuell zu dosieren.
Doch wie läuft nun der monatliche Zyklus einer Frau ab? Wie wir bereits wissen, sendet der Hypothalamus das GnRH (Gonadotropin-Releasing-Hormon) im 90-Minuten-Takt – diese Frequenz muß exakt stimmen – an die Hirnanhangdrüse, damit die ihre Gonadotropine FSH und LH an die Eierstöcke schickt. FSH und LH sorgen dafür, daß die angelegten Eizellen eines Mädchens während der Pubertät in befruchtungsfähige Eizellen umgewandelt werden. In den Eierstöcken reifen nun Eibläschen (Follikel) heran.
Ein Follikel besteht aus der eigentlichen Eizelle, aus Flüssigkeit und aus Zellen, die das Ganze zusammenhalten. In der Wand des wachsenden Eibläschens werden nun ebenfalls Östrogene gebildet und ins Blut abgegeben. Dabei erreicht in den letzten Tagen vor dem Eisprung, wenn das Eibläschen auf eine Größe von etwa zwei Millimetern herangewachsen ist, der Östrogenspiegel seinen höchsten Wert.
Die im Blut zirkulierenden Östrogene haben eine Reihe von Wirkungen auf die Gebärmutter:

◆ Die Gebärmutterschleimhaut (Endometrium), die bei der vorherge-
  gangenen Periodenblutung abgestoßen wurde, wird wieder neu aufgebaut.
◆ Der Schleim im Gebärmutterhalskanal (Zervixkanal) verflüssigt sich
  und nimmt an Menge erheblich zu. Je mehr Östrogene das reifende
  Eibläschen produziert, desto dünnflüssiger wird der Zervixschleim.
  Diese Vorgänge in der sogenannten Follikelphase werden der Hirnanhangdrüse signalisiert, worauf sie mit der Ausschüttung von LH
  reagiert und den »Befehl« gibt, die Eizelle freizugeben. Der Follikel
  platzt auf, und bei diesem Follikel- oder Eisprung (Ovulation) etwa
  um den 14. Zyklustag verläßt das nun befruchtungsfähige Ei den Eierstock und wandert in den trichterförmigen Teil der Eileiter, die auch
  als Tuben (lat. Tuba uterina = Eileiter) bezeichnet werden. Von dort
  geht es weiter in die Gebärmutter. Ist es nicht befruchtet worden,
  bleibt es nur einige Stunden lebensfähig.

Die Zellen des im Eierstock zurückgebliebenen und jetzt leeren Eibläschens bilden sich zu einer Drüse um. Wegen ihrer Farbe heißt sie Gelbkörper oder Corpus luteum. Diese Drüse beginnt jetzt mit der Produktion eines weiteren weiblichen Sexualhormons, des Progesterons, des sogenannten »natürlichen Gestagens«.

Die Hauptaufgaben des Progesterons sind:
◆ Die aufgebaute Gebärmutterschleimhaut auf eine mögliche Einnistung eines befruchteten Eies vorzubereiten. Das heißt, durch das
  Progesteron bekommt die Gebärmutterschleimhaut einen völlig neu-
  en Aufbau.
◆ Der Schleim im Gebärmutterhalskanal wird wieder zähflüssig, seine
  Menge reduziert sich, und schließlich dichtet er wieder wie ein Pfropf
  den Gebärmutterhals ab.
◆ Unter dem Einfluß des Progesterons steigt nun die Körpertemperatur
  um einige Zehntel Grad Celsius und bleibt bis zum Ende des Zyklus
  erhöht. Diese erhöhte Temperatur zeigt an, daß jetzt die fruchtbare
  Phase vorbei ist und bis zum Ende des Zyklus kein Eisprung mehr
  stattfinden kann.

Kommt es jedoch zu keiner Befruchtung der Eizelle, hört die Produktion des Progesterons, medizinisch heißt sie Lutealphase, nach knapp 14
Tagen wieder auf. Die nun nicht benötigte Schleimhaut – etwa zwei
Drittel – wird abgebaut und auf Veranlassung der Eierstöcke in Form der
Menstruationsblutung (»Periode«) abgestoßen. Dies geschieht durchschnittlich alle 28 Tage, also etwa 13mal pro Jahr, und dauert jeweils etwa vier bis fünf Tage.

Der Menstruationszyklus
Zyklusabhängige Vorgänge im Eierstock und Hormonspiegel im Blut

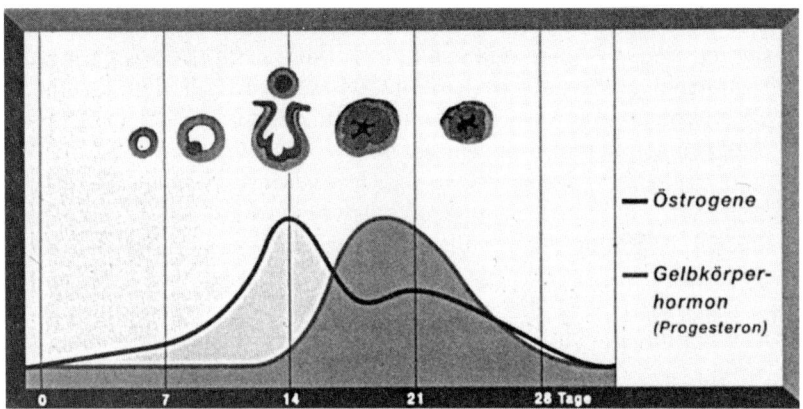

© Solvay

Fassen wir diesen komplizierten Vorgang nochmals kurz zusammen: Die Haupthormone, die während der ersten Zyklushälfte von den Eierstöcken gebildet werden, sind die Östrogene. Das Haupthormon der zweiten Zyklushälfte ist das vom Gelbkörper produzierte Progesteron. Ihre monatliche Blutung erlebt jede gesunde Frau etwa vom 12., 13., manchmal auch erst ab dem 14. Lebensjahr an bis zur Menopause. Dabei bezeichnet man als Zyklus die Zeitspanne zwischen dem ersten Tag der Menstruationsblutung und dem letzten Tag vor dem Auftreten der nächsten Menstruation.

Treten diese Monatsblutungen regelmäßig ein, hat sie normale Zyklen, so kann ein Mädchen oder eine Frau annehmen, daß ihr Hormonhaushalt in Ordnung ist.

Ganz regelmäßig und reibungslos laufen die Zyklen ab der ersten Monatsblutung (Menarche) aber meist noch nicht ab. Oft sind die Blutungen beim jungen Mädchen unregelmäßig oder hören für einige Zeit sogar wieder auf. Das bedeutet nichts Schlimmes. Denn erst im Alter von etwa 16 bis 18 Jahren hat sich der Zyklus eingespielt und stabilisiert; von da an kommen die Menstruationen ziemlich regelmäßig, der Eisprung findet ebenfalls periodisch statt und die Gebärmutter ist zur Aufnahme einer befruchteten Eizelle und damit zur Schwangerschaft bereit. Die junge Frau hat endgültig ihr gebärfähiges Alter und damit ihre fertile Lebenphase erreicht.

Aber Vorsicht! Ein junges Mädchen kann natürlich schon vor diesem

Zeitpunkt schwanger werden. Eine Schwangerschaft ist prinzipiell von der ersten Menstruation an, folglich ab dem ersten Eisprung möglich. Das erfahren manche bedauerlicherweise erst, wenn »es« zu spät ist.

Am menstruellen Zyklus kann man sehr gut erkennen, wie kompliziert bei einer Frau die Wechselbeziehungen der verschiedenen Hormone aus unterschiedlichen Drüsen sind. Denn an der Regulierung des Menstruationszyklus sind nicht nur – wie man häufig annimmt – die Sexualhormone beteiligt, sondern das gesamte endokrine System. Besonders deutlich wird dies, wenn sich die Menstruation verschiebt oder ganz aufhört, weil das »Gehirn« entsprechende Signale bekommt. Dies kann geschehen, wenn die Frau beispielsweise Sorgen hat, trauert oder weil sie ernsthaft krank ist. So weiß man, daß seinerzeit bei vielen Frauen in den Konzentrationslagern die Periode ausblieb, obwohl sie nicht schwanger waren. Ähnliches beobachtet man bei weiblichen Gefängnisinsassen. Der Körper geht auf »Sparflamme« und schützt sich so unter anderem vor einer Schwangerschaft.

Umgekehrt kennt jede Frau die Situation, daß sie in einer Stressphase, bei Ärger und Aufregung, im Urlaub und bei Klimawechsel plötzlich ihre »Tage« bekommt. Alle möglichen »Kleinigkeiten« oder Abweichungen vom Alltag können die Menstruation auslösen und damit auch den Zyklus beeinflussen.

Es hat auch absolut nichts mit »krank« zu tun, daß Frauen ihre Periode sehr unterschiedlich erleben. Manche spüren überhaupt nichts, andere sind an den Tagen davor gereizt oder fühlen sich unwohl, die meisten nehmen rund ein Kilogramm an Gewicht (Wassereinlagerungen und eventuell Verstopfung) zu, und manche leiden unter Schmerzen vor oder in den ersten Tagen der Periode.

Einige menstruieren nur zwei bis drei Tage, andere fünf oder mehr Tage. Zwei bis drei Perioden können – besonders, wenn die Frau seelische Probleme hat – sehr rasch aufeinander folgen, dann wieder setzt sie mehr als 28 Tage aus. Denn auch äußere Umstände wie Klimawechsel, Jet-lag beispielsweise bei Fernreisen und andere Änderungen im Tag-Nacht-Rhythmus, die Einnahme von bestimmten Medikamenten, ja manchmal sogar der Wechsel der Jahreszeiten können den Zyklus verschieben. Keine Frau hat Monat für Monat genau nach 28 Tagen eine vier Tage dauernde Periodenblutung. Viele vergessen zudem, daß sich die menstruellen Zyklen nicht an unseren Kalender mit den zwölf Monaten halten, sondern an den Mondkalender. Im Verlauf eines Jahres hat eine Frau also normalerweise 13mal ihre Menstruation.

Bedauerlicherweise scheuen heutzutage immer noch viele Frauen davor zurück, sich mit Fragen oder Problemen der Menstruation an den

Arzt/die Ärztin zu wenden. Er/Sie ist der Ansprechpartner, nicht die Freundin oder gar der Friseur. Denn gleichzeitig machen sich viele unnötige Sorgen, wenn der Verlauf der Menstruation von dem abweicht, was »man« für die Norm hält. Kennt eine Frau die durchschnittliche Dauer ihrer Zyklen nicht, sollte sie darüber einen Kalender führen. So eine Buchführung hilft auch dem Arzt, mögliche Störungen schneller ausfindig zu machen.

Die Freigabe der (reifen) Eizellen, die sogenannte Ovulation – daher auch die Bezeichnung Ovulationshemmer für die »Pille« – beginnt also mit der Menarche um das 12., 13. Lebensjahr herum und endet im Durchschnitt um das 53., 54. Lebensjahr. Mit dem Beginn des 6. Lebensjahrzehnts kommt die Frau in die Wechseljahre, und ihr fertiler Lebensabschnitt endet.

Das Ende der Fortpflanzungsfähigkeit

Als Klimakterium werden die Jahre im Leben eines Menschen bezeichnet, in denen der Körper die Produktion von Geschlechtshormonen drosselt und schließlich mehr oder minder einstellt. Meist sind damit die Wechseljahre der Frau gemeint (o ja, es gibt auch ein sogenanntes Climacterium virile,»männliche Wechseljahre«, wenn auch nicht in dem Ausmaß wie bei einer Frau!). Nach dieser Übergangsphase kann die Frau keine Kinder mehr gebären.

Viele Frauen erleichtert das, weil sie nun keine Angst mehr vor einer unerwünschten Schwangerschaft haben müssen; endlich können sie die Sexualität unbeschwerter als je zuvor genießen. Andere haben panische Angst davor. Denn wie seinerzeit in der Pubertät kommt es nun erneut zu Verschiebungen im Verhältnis der Sexualhormone zueinander: Nachdem die Eierstöcke seit Beginn der Geschlechtsreife jeden Monat ein befruchtungsfähiges Ei zur Verfügung gestellt haben, sind die Ovarien etwa mit Anfang 50 erschöpft. Bereits ab dem 40. Lebensjahr sinkt das Gewicht der Eierstöcke und erreicht nach dem 60. Lebensjahr seinen Tiefstwert. Entsprechend fällt die Produktion der weiblichen Geschlechtshormone stetig ab, und im Verhältnis dazu können die männlichen Geschlechtshormone etwas an Einfluß auf den Körper der Frau gewinnen. Erstes Anzeichen einer Veränderung im Hormonhaushalt nach dem 40. Lebensjahr ist der Rückgang der Progesteron-Ausschüttung aufgrund verspäteten oder ausbleibenden Eisprungs. Der Östrogenspiegel sinkt erst einige Zeit später, etwa ab dem 45. Lebensjahr.

Solche Umwälzungen laufen natürlich nicht unbemerkt und ungestört ab. Ein Drittel der Frauen leidet unter massiven Beschwerden, ein Drittel hat mehr oder weniger schwere Störungen, am dritten Drittel geht diese hormonelle Umstellung jedoch relativ problemlos vorüber.

Die Beschwerden aufgrund der hormonellen Umstellung bezeichnet man als klimakterisches Syndrom, wobei es sich nicht um eine Erkrankung, sondern um die Bestandteile eines natürlichen Alterungsprozesses handelt. Sie können allerdings sehr unangenehm sein und schließlich doch zu Erkrankungen führen – wie beispielsweise zu Osteoporose, koronaren Herzerkrankungen bis hin zu Schlaganfall oder Herzinfarkt.*

---

* vgl. Helga Vollmer: Der weibliche Infarkt: Risikofaktor Nr. 1, Berlin 1998

Kann eine Frau während dieser Zeit eigentlich noch schwanger werden? Diese Frage stellen sich natürlich viele Frauen. Die Antwort lautet: Im Prinzip ja. Da während des Klimakteriums der Eisprung unregelmäßig, aber doch gelegentlich stattfindet, ist es durchaus möglich, daß einmal ein FSH-Schub die Ovarien so stark stimuliert, daß sie ein Ei produzieren. Und wenn dieses befruchtet wird, ist auch schon ein kleiner »Spätzünder« unterwegs. Die Entscheidung für oder gegen ein Kind ist dann sicherlich nicht einfach. Sie sollte zum einen nur nach einer eingehenden ärztlichen Untersuchung getroffen werden, zum anderen nach Absprache mit dem Vater des Kindes.

Prinzipiell kann man sagen: Solange Blutungen stattfinden – auch wenn sie unregelmäßig sind –, läßt sich die Möglichkeit einer Befruchtung nicht ausschließen. Vorausgesetzt, die Frau raucht nicht, kann sie heute problemlos eine der niedrig dosierten Pillen bis zum 50. Lebensjahr und auch noch etwas darüber nehmen, wenn sie auf keinen Fall mehr schwanger werden will. Frauenärzte empfehlen ansonsten, wenigstens ein Jahr lang nach der letzten Periode empfängnisverhütende Maßnahmen zu ergreifen.

Die letzte Entscheidung für oder gegen Verhütung, für oder gegen ein Kind, die sollte jede Frau höchstpersönlich treffen und ganz sicher nicht die Kirche. Schließlich trägt diese Frau die Verantwortung für ihre eigene Gesundheit und für das Leben des Kindes, und dies nicht nur während der Schwangerschaft und zum Zeitpunkt der Geburt, sondern für die nächsten knapp zwei Jahrzehnte.

Möglicherweise kommt es nach einigen regelmäßigen Perioden plötzlich zu unerwarteten Blutungen, weil sich durch einen Gelbkörperschub Gebärmutterschleimhaut ablöst. Da die Gelbkörperhormonbildung vom Eisprung abhängig ist, fehlt immer wieder dieses wichtige Hormon. Folglich bauen die Östrogene weiterhin das Endometrium auf, weil kein oder zu wenig Progesteron vorhanden ist, das die Abstoßung nach dem bisherigen Zyklus regelt. Gleichzeitig steigt der Gonadotropinspiegel (LH und FSH) an, weil auch die entsprechenden Rückmeldungen von Östrogen und Progesteron fehlen. Die Hypophyse reagiert jetzt entsprechend mit einem Gonadotropinschub, weil sie einen zu niedrigen Östrogenspiegel im Blut registriert hat. Aber selbst massive Gonadotropinimpulse schaffen es nicht mehr, die Eierstöcke richtig und regelmäßig zu stimulieren. Die sind weitgehend erschöpft und können nicht mehr entsprechend antworten.

All diese »Wechselspiele« drücken sich unter anderem in Stimmungsschwankungen, Schlafstörungen, Depressionen, Kopfschmerzen, Herzflattern, Hitzewallungen und so weiter aus.

Biologisch gesehen geschieht also mit dem Beginn der Wechseljahre bei
der Frau folgendes:

◆ Die monatlichen Zyklen bleiben häufiger ohne Eisprung, und damit
vermindert sich die Möglichkeit einer Empfängnis, sie ist jedoch noch
vorhanden.

◆ Durch das Ausbleiben des Eisprungs treten Unregelmäßigkeiten der
Menstruation auf.

◆ Da der Gelbkörper nicht mehr reift, sinkt der Gelbkörperspiegel im
Blut.

Die Follikelzellen bilden bei ihrer verminderten Ansprechbarkeit unregelmäßig und weniger Östrogene. Dadurch wird die Gebärmutterschleimhaut nicht mehr regelmäßig aufgebaut.

Die Menarche, der Zeitpunkt der ersten Menstruation, und die Menopause, die letzte Monatsblutung, begrenzen also den fruchtbaren Lebensabschnitt einer Frau.

Glücklicherweise gibt es heute zahlreiche Möglichkeiten, dieses »vegetative Gewitter«, das zunächst vor allem den oberen Körperabschnitt einer Frau betrifft, zu dämpfen und den Folgeerkrankungen des Hormon-
verlustes vorzubeugen. Keine Frau braucht heute mehr das Gefühl haben, mit den Wechseljahren sei ihr Dasein als begehrenswertes weibli-
ches Wesen vorüber – auch wenn die katholische Kirche dies den Frau-
en einreden will.

Doch bevor auf diese Möglichkeiten näher eingegangen wird, sollte
noch kurz geschildert werden, welchen hormonellen Einflüssen eine
Frau unterliegt, wenn sie ein Baby erwartet.

Die Schwangerschaft

Entschließt sich eine Frau zu einem Kind, so finden im Laufe der Schwangerschaft zahlreiche hormonelle Umstrukturierungen statt.

Wie kommt das Spermium zum Ei?*

Intelligenz braucht man zum Kinderzeugen bestimmt nicht – aber einen gut funktionierenden Hormonhaushalt. Tatsächlich ist das Kinderzeugen, hormonell betrachtet, ein so komplexer Vorgang, daß es an ein Wunder grenzt, wenn ein Paar das überhaupt schafft.
Wie kommt das Spermium des Mannes überhaupt zum Ei der Frau? Schließlich führt nicht jeder Geschlechtsakt zu einer Schwangerschaft. Ganz im Gegenteil, ein Kind kann nur entstehen, wenn sich Ei und Samenfaden zur Befruchtung vereinigen. Bis sie zusammenkommen, läuft ein ziemlich komplizierter Vorgang ab: Mehrere Organsysteme der Frau und des Mannes müssen genau aufeinander abgestimmt sein, um das entscheidende Ziel zu erreichen. Selbst unter optimalen Voraussetzungen, wenn keinerlei Störungen der Fruchtbarkeit bei Frau oder Mann vorliegen, beträgt die natürliche Konzeptionsrate (Empfängnisrate) einer jungen Frau pro Zyklus zwischen 10 und 30 Prozent.
Hier muß kurz auf die Hormonproduktion des Mannes eingegangen werden. Im Grunde genommen funktionieren die Hoden genau wie die Eierstöcke der Frau, nämlich unter dem Einfluß des übergeordneten Hypothalamus-Hypophysen-Systems. Wie das Mädchen mit einer bereits festgelegten Zahl von unreifen Follikeln in den Eierstöcken, wird der Junge schon mit einer Menge, allerdings noch unreifer Samenzellen, den Spermatogonien, im Hoden geboren. Schickt nun der Hypothalamus mit beginnender Pubertät das Freisetzungshormon GnRH an die Hypophyse, springt diese an und schüttet die Gonadotropine LH und FSH aus. Über das Blut gelangen diese zu den männlichen Keimdrüsen, den Hoden (Testes). Unter dem Einfluß des LH, das beim Mann auch ICSH (interstitial cell stimulating hormone) genannt wird, reifen in den

---

* vgl. Helga Vollmer: Warum bekommen wir kein Kind?, München 1996

Hoden die Leydigschen Zwischenzellen, die für die Produktion der Androgene und damit für die Entwicklung der Geschlechtsreife zuständig sind. Testosteron und Androsteron werden gebildet, und zusammen mit dem Testosteron regt das follikelstimulierende Hormon (FSH) nun die Spermiogenese, die Produktion und Reifung der Samenzellen (Spermien) in den Hodenkanälchen an. Weibliche wie männliche Geschlechtshormone haben also das gleiche Grundgerüst, nur ihre Wirkungen sind unterschiedlich. Die Androgene und speziell das Testosteron beeinflussen im Zusammenwirken mit anderen Hormonen – auf ähnliche Art wie Östrogen und Progesteron bei der Frau – den gesamten Organismus und die Psyche des Knaben und machen ihn zum Mann. Die Spermiogenese selbst ist ein äußerst komplizierter Vorgang, der rund 90 Tage dauert. Erst dann sind die Spermien fähig, ein Ei zu befruchten. Man sollte aber auch wissen, daß von allen Produktionsorganen im menschlichen Körper das für die Herstellung von Spermien wohl das phänomenalste ist: Bei einem gesunden Mann werden täglich 100 Millionen Spermien, das sind rund 1 000 Spermien pro Sekunde, aus den Urspermien (Spermatogonien) produziert. Während ihrer Wanderung durch die Samenkanälchen und das Hodennetz teilt sich jede Spermatogenie zweimal, sie ist also Ursprung für vier Spermien. Bei jedem Samenerguß werden dann etwa drei bis fünf Milliliter Sperma ausgestoßen, wobei in jedem Milliliter wiederum 60 bis 100 Millionen Spermien schwimmen. Und nur eine einzige Samenzelle erreicht ihr Ziel, nämlich ein Ei zu befruchten.

Beim Geschlechtsverkehr gelangt die Samenflüssigkeit des Mannes nach der Ejakulation in die unmittelbare Nähe des Teils der Gebärmutter, der in die Scheide hineinragt, an den äußeren Muttermund. Die Spermien – etwa 200 bis 300 Millionen pro Ejakulat – wandern weiter durch den Muttermund in die Gebärmutter und von dort weiter in den Eileiter. Wenn nun gerade ein Eisprung stattgefunden hat – normalerweise einmal im Monat und insgesamt rund 400mal im fertilen Lebensabschnitt einer Frau – und gleichzeitig ein Samenerguß, dann findet die Befruchtung der Eizelle meistens in dem trichterförmig erweiterten Teil des Eileiters (Ampulle) statt. Dazu muß man wissen, daß die Eizelle selbst nur wenige Stunden befruchtungsfähig bleibt, die Samenzellen dagegen bis zu drei Tagen. Allerdings erreichen nur die Besten dieses Ziel, und nur das stärkste Spermium schafft es, in die Eihaut einzudringen. Während der äußere Muttermund normalerweise durch einen Schleimpfropf verschlossen ist, um das Eindringen von Krankheitskeimen und Samenzellen in das Innere der Gebärmutter zu verhindern, verflüssigt sich dieser Schleim um die Zeit des Eisprungs (vgl. S. 44), so daß nur jetzt die Samenzellen ihn durchdringen können. Mehrere Stunden vor dem Eisprung hat der Eileiter vermutlich vom Gehirn die Information bekommen, wo auf der Oberfläche des Eierstocks der Eisprung stattfinden wird. So hat sich auch der Trichter (Fimbrientrichter) des auserwählten Eileiters zurechtgelegt, um das Ei aufzufangen und zu verhindern, daß es im Bauchraum verschwindet. Mit Unterstützung seiner Flimmerhärchen und durch rhythmisches Zusammenziehen der Wände des Eileiters wandert das Ei in Richtung Gebärmutter und nistet sich am fünften bis siebten Tag in die Gebärmutterschleimhaut ein, die durch das Progesteron auf eine Schwangerschaft vorbereitet wurde. Ist die Eizelle auf ihrem Weg durch den Eileiter befruchtet worden, beginnt jetzt – mit der Aufnahme der Eizelle in die Schleimhaut der Gebärmutter – die eigentliche Schwangerschaft.

Hormone in Hülle und Fülle

In den ersten Wochen einer Schwangerschaft sinken die Hormone Progesteron und Östrogen nicht wieder ab, wie das in der zweiten Hälfte des Menstruationszyklus üblich ist, sondern steigen weiter auf ein hohes Level und bleiben dort während der gesamten neun Monate.
Warum nun diese bereits erwähnten hormonellen Umstrukturierungen? Zum einen sichern sie das Wachstum und die Entwicklung des Fetus bzw. Embryos, zum anderen bewirken sie psychische und physische Veränderungen bei der werdenden Mutter.
Beispielsweise vergrößert sich die Schilddrüse etwas und erhöht die Ausschüttung von Thyroxin, so daß sich der Stoffwechsel beschleunigt. Deswegen sind Schwangere besonders anfällig für Erkrankungen der Schilddrüse. Inzwischen weiß man auch, daß Depressionen einige Wochen nach der Entbindung häufig mit der Schilddrüse in Verbindung stehen. Manchen Frauen leiden unter einer vorübergehenden Hyperthyreose, also an einer Überfunktion der Schilddrüse, und für ihre Depression ist eine übermäßige Ausschüttung von Schilddrüsenhormonen verantwortlich.
Auch die Nebenschilddrüsen steigern während der Schwangerschaft ihre Produktion.
Eine erhöhte Ausschüttung von Cortisol aus der Nebennierenrinde hilft, das Energieniveau zu sichern, und eine erhöhte Produktion von Aldosteron gleicht den Natriumverlust aus, der durch den hohen Progesteronspiegel eintreten würde.

Der Mutterkuchen fungiert fast wie eine eigene Fabrik für Hormone. Neben großen Mengen von Östrogenen und Progesteron schüttet er weitere Hormone aus, vor allem spezielle Schwangerschaftshormone, die dafür sorgen, daß der Fetus richtig ernährt wird. Manche dieser Hormone werden normalerweise von anderen Drüsen wie der Hypophyse produziert. Dagegen tritt für die Eierstöcke über die Zeit der Schwangerschaft eine Ruhepause ein.

Das hormonale Gleichgewicht während der Schwangerschaft ist einmalig: Denn obwohl viele Drüsen wesentlich höhere Mengen an Hormonen produzieren, haben die nicht die gleiche Wirkung wie bei einer nichtschwangeren Frau.

Große Mengen von Östrogenen werden benötigt, um das Blutvolumen zu vergrößern, die Brüste vorzubereiten und vieles mehr. Nun führt dieser hohe Östrogenspiegel auch zu einer deutlich stärkeren Ausschüttung von Angiotensin II, welches normalerweise den Blutdruck erhöht. Eigenartiger- und unerklärlicherweise haben Schwangere trotzdem keinen Hochdruck, im Gegenteil, meistens leiden sie an Hypotonie (zu niedrigem Blutdruck). Entwickeln sie allerdings keine Resistenz, so kann es sehr rasch zu einer Entgleisung des Stoffwechsels (Gestose) kommen, zu Ödemen (Wasseransammlungen), plötzlicher anormaler Gewichtszunahme, einer erhöhten Ausscheidung von Eiweiß über den Urin und zu einem starken Blutdruckanstieg, zu einer Präklampsie, die schnellstens behandelt werden muß, da nun eine akute Lebensgefahr für Mutter und Kind besteht.

Eine Schwangerschaft bedeutet nicht nur eine Umstellung der Sexualhormone, sondern das gesamte endokrine System ändert sich für diesen Zeitraum. Beispielsweise bewirkt die hohe Ausschüttung von plazentalen Hormonen eine viel schönere und jugendlichere, manchmal aber auch eine Pigmentierung der Haut (»Schwangerschaftsstreifen«).

Der erhöhte Progesteronspiegel vermehrt die Blutmenge und macht so das Gewebe weicher, besonders das Zahnfleisch. Allerdings trifft heute der Spruch »Jedes Kind kostet einen Zahn« absolut nicht mehr zu, da er aus einer Zeit stammt, als Mangelernährung alltäglich war.

Nach der Entbindung kommt es durch den Ausfall der in der Plazenta produzierten Hormone zu einem sehr abrupten Hormonabfall. Eine von zehn Frauen bekommt dann sogenannte Wochenbettdepressionen, im Volksmund »Heultage« genannt. Diese Art der Depression ist im allgemeinen nicht behandlungsbedürftig, sie geht nach einigen Tagen vorbei. Auf keinen Fall sollte die junge Mutter irgendeine Art von Medikamenten dagegen einnehmen – auch nicht sogenannte »natürliche« –, denn die meisten Medikamente treten in die Muttermilch über.

Etwas anderes sind psychotische Depressionen bzw. schizodepressive Wochenbettpsychosen. Wegen Selbstmordgefahr oder der Gefahr der Kindestötung müssen solche Frauen stationär mit Antidepressiva, eventuell in Kombination mit Neuroleptika und Tranquilizern behandelt werden. Sie dürfen dann natürlich auf keinen Fall mehr ihr Kind stillen. Aber das sind Ausnahmefälle, die glücklicherweise nur äußerst selten vorkommen.

Die Menstruation setzt gewöhnlich drei bis sechs Monate nach der Entbindung wieder ein, kann sich jedoch bei stillenden Müttern noch etwas verschieben. Stillen und genausowenig das Ausbleiben der Periode – und das wissen leider viele Frauen immer noch nicht! – schützen *nicht* vor einer neuen Schwangerschaft.

Bleibt die Menstruation nach der Schwangerschaft zu lange aus, »schläft« möglicherweise die Hypophyse: In diesem Fall funktionieren die Ovarien nicht (richtig) und produzieren kein Östrogen. Hier hilft die Gabe von Östrogen, Hirnanhangdrüse und Eierstöcke wieder zum Arbeiten zu bringen, so daß sich nach einiger Zeit auch die Zyklen wieder regelmäßig einstellen.

Sie sehen, Hormone sind faszinierende Substanzen, ohne die wir gar nicht existieren könnten. Diese Faszination packte auch die Wissenschaftler und Forscher, als sie die Hormone sozusagen »entdeckten«.

Die Entdeckung der Hormone

Die Funktionen der Hormone entdeckten keineswegs Ärzte oder Forscher, sondern Bauern. Sie bemerkten nämlich, daß männliche Haustiere, denen die Hoden entfernt wurden, nicht nur ihre Zeugungsfähigkeit einbüßten, sondern zudem Aussehen und Charakter änderten: Hähne verloren ihren Kamm und die Schwanzfedern, kastrierte Kater wurden dick und verschmust, wilde Stiere zu gutmütigen Ochsen, die sich geduldig vor den Pflug spannen ließen, und feurige Hengste zu braven Wallachen. Die Menschen zogen daraus schon recht früh ihre Schlüsse. So brachten vor über 4000 Jahren die alten Ägypter den Fruchtbarkeitsgöttern Hoden als Opfer dar mit der Bitte um eine gute Ernte. Die Türken des Mittelalters benutzten die Kastration, um ihren Harem konkurrenz- und gefahrlos von lustlosen Eunuchen bewachen zu lassen. Männliche Kinder wurden noch bis Anfang dieses Jahrhunderts kastriert, damit sie sich ihre hellen Knaben- oder männlichen Sopranstimmen für Musikliebhaber bewahrten, oder auch aus religiösen Gründen. Wird die Kastration bei Knaben durchgeführt, bildet sich der Geschlechtstrieb nicht aus und die Fortpflanzungsorgane bleiben unterentwickelt. Findet die Kastration bei sexuell bereits erfahrenen Männern statt, bleibt die Libido sexualis, der Geschlechtstrieb, erhalten. Samen werden dann allerdings nicht mehr gebildet und das Ejakulat besteht nur noch aus Absonderungen der Prostata. Man wußte also, was man tat, wenn auch aus Erfahrung und nicht aufgrund wissenschaftlicher Erkenntnisse.
Auf Potenz und Stärke hoffend, aßen Männer Stierhoden und die Herzen frisch erlegter Löwen. Doch der erwartete Erfolg blieb aus, weil die Magensäure den letzten Rest von Hormonen aus dem Fleisch zerstörte. Aber auch Einbildung kann zum Erfolg führen, wie man an den vielen Männern sieht, die glauben, spanische Fliegen, Sellerie, Haifischsuppe oder Kardamom würden zur erträumten »Standfestigkeit« verhelfen. Doch irgendwas mußte an dem Wissen der Bauern ja dran sein. Aber was?
Im Jahre 1849 entfernte der Göttinger Physiologe Arnold Berthold geschlechtsreifen Hähnen die Hoden und stellte fest, daß damit deren große Paarungslust – bis zu 50 Paarungen täglich – erlosch, ihr sexuelles Interesse an Hühnern und ihr Imponiergehabe schon nach wenigen Stunden aufhörten. Doch sobald er den kastrierten Hähnen wieder Ho-

dengewebe in die Bauchhöhle implantierte, schwollen den Tieren erneut Kamm und Lust zur Paarung. Berthold zog daraus den Schluß, daß die Hoden einen Wirkstoff ausschütten, der das »männliche« Verhalten bewirkt. Dieses Hodenhormon wurde Jahrzehnte später isoliert und Testosteron (von testis = Hoden) genannt.

Charles Édouard Brown-Séquard (1817–1894), ein bedeutender Experimentator des 19. Jahrhunderts, eröffnete dann sozusagen die Ära der Hormontherapie und beschäftigte sich intensiv mit diesen Botenstoffen des Körpers, mit dem, was heute als Endokrinologie bezeichnet wird. Séquard wurde auf Mauritius, dieser wunderschönen Insel im Indischen Ozean, als Sohn eines amerikanischen Vaters und einer französischen Mutter geboren. Er arbeitete in den Vereinigten Staaten, Frankreich und England. Eigentlich entdeckte er – noch vor Claude Bernard (1813–1878) – die Gefäßnerven (vasomotorische Nerven). Bernard hatte seinerzeit als Dramatiker begonnen und wurde ausgerechnet von einem Kunstkritiker überredet, seine Talente der Medizin zu widmen. Er prägte den Ausdruck »innere Sekretion«, nachdem er den Glykogenaufbau in der Leber entdeckt hatte: Als erster wies er nach, daß der Körper im Stoffwechselprozeß ebenso aufbaut wie abbaut. Im Laufe seiner Glykogenuntersuchungen gelang es Bernard, durch Punktion einer bestimmten Gegend des Herzens einen künstlichen Diabetes zu erzeugen.

Doch zurück zu Brown-Séquard, der zu Lebzeiten Bernards eigentlich immer in dessen Schatten stand: 1889 führte Brown-Séquard an sich selbst Versuche mit Hodenextrakten durch und verjüngte sich so gründlich, daß er mit 72 Jahren noch an Keuchhusten erkrankte. Was ihm natürlich den Spott seiner Kollegen einbrachte. Diese Kinderkrankheit, so höhnten sie, sei wohl eine Nebenwirkung der Kur.

Dennoch – ab Mitte des 19. Jahrhunderts gab es wichtige Vorläufer der heutigen Hormontherapie: 1855 beschrieb der Londoner Mediziner Thomas Addison (1783–1860) die Symptome von vier Frauen zwischen 30 und 40 Jahren, die sich immer matter fühlten, keinen Appetit mehr hatten, einen sehr niedrigen Blutdruck und ständig Durchfall. Ihre Haut bekam bei Licht ein bronzene Farbe. Addison diagnostizierte damit die erste durch eine Hormonstörung ausgelöste Krankheit; allerdings führte er diese fast immer tödlich verlaufenden Symptome auf eine tuberkulöse Erkrankung der Nebenniere zurück.

Einen Meilenstein in der Hormonforschung setzten 1889 die Ärzte Joseph von Mering und Oskar Minkowski aus Straßburg, als sie nachwiesen, daß die Bauchspeicheldrüse für die Regulation des Glukosestoffwechsels verantwortlich ist. Man mag Tierversuche ablehnen oder nicht – viele der heutzutage durchgeführten sind zugegebenermaßen überflüssig –, aber ohne solche Versuche an Tieren und teilweise auch an sich selbst hätten die Wissenschaftler es nie geschafft, Millionen von kranken Menschen zu helfen und Leben zu retten. Den Tierversuchen von Mering und Minkowski jedenfalls ist das Wissen um die Zuckerkrankheit zu verdanken. Ursprünglich wollten sie nur den Einfluß der Bauchspeicheldrüse auf die Verdauung untersuchen, als sie Hunden das Pankreas entfernten. Schon wenige Tage nach der Pankreatektomie stieg der Zuckergehalt (Glukose) im Harn der Tiere extrem an, ein typisches Zeichen von Diabetes mellitus, des »süßen Durchflusses«. Schon 20 Jahre zuvor hatte der Berliner Histologe Paul Langerhans in seiner Doktorarbeit die »Langerhansschen Inselzellen« der Bauchspeicheldrüse beschrieben.

Doch bis zur Gewinnung des Insulins durch Frederick Grant Banting aus Toronto und seine Mitarbeiter Best und McLeod im Jahre 1922 war noch ein langer, mühevoller Weg. Eine Reihe von Forschern kamen dieser Lösung ganz nahe, scheiterten aber hauptsächlich deswegen, weil die Verdauungsenzyme des Pankreas die Hormone zerstörten.

1921 stellten Banting und seine Mitarbeiter zum erstenmal insulinhaltige Extrakte aus dem Pankreas her, 1922 gelang es ihnen dann, die zerstörende Wirkung der Pankreasenzyme auszuschalten – ein Experiment, das zu einem kompletten Wandel in der Prognose des bis dahin als unheilbar geltenden Diabetes führte. Denn von nun an konnte Millionen von Zuckerkranken das Leben gerettet werden. Banting, Best und McLeod erhielten dafür den Nobelpreis.

Die Erforschung der Drüsen und ihrer Sekrete boomte in diesen Jahrzehnten, Schlag auf Schlag entdeckte man neue Hormone und Einflüsse auf den Organismus.

1895 wies Eugen Baumann das Hormon Thyreoidin und den hohen Jodgehalt in der Schilddrüse nach.

Takamine und Aldrich stellten 1901 aus Extrakten der Nebennieren das Adrenalin in kristalliner Form dar. Stolz gelang dies 1904 auf synthetischem Weg. Später erst entdeckte man im Nebennierenmark ein zweites und drittes Hormon, nämlich Noradrenalin und Dopamin. Diese neuentdeckten Substanzen hießen damals allerdings noch nicht »Hormone«, diesen Sammelbegriff gab es erst ab 1905.

Im Jahre 1902 hatten die beiden englischen Endokrinologen Bayliss und Starling festgestellt, daß es nach Einführen verdünnter Salzsäurelösung in den Dünndarm – was viel schlimmer klingt, als es tatsächlich ist – zur Freisetzung eines Sekretins kommt, das wiederum die Abgabe von Sekret aus der Bauchspeicheldrüse bewirkt. Drei Jahre später benannte Starling die von endokrinen Drüsen ausgeschiedenen Sekrete nach dem griechischen Wort »hormein« als Hormone. Und immer mehr und neue Hormone wurden gefunden:

Edward Calwin Kendall z. B. isolierte 1914 aus der Schilddrüse das Thyroxin.

1929 konnte zum erstenmal das weibliche Keimdrüsenhormon Östron aus dem Harn von schwangeren Frauen isoliert werden, in den folgenden Jahren gelang dies auch bei weiteren Hormonen der Nebennierenrinde und anderen Steroidhormonen.

Die erste chemisch reine Darstellung eines Follikelhormons gelang dem deutschen Biochemiker Adolf Butenandt 1929. Zehn Jahre später erhielt er den Nobelpreis für Chemie. Unabhängig von ihm isolierte im selben Jahr der amerikanische Biochemiker Edward Adalbert Doisy, der 1943 zusammen mit C. P. H. Dam den Nobelpreis der Medizin/Physiologie für die Entdeckung des Vitamins K erhielt, ebenfalls reines Östron.

Bis heute sind die weiblichen Sexual- bzw. Steroidhormone die am besten erforschten Hormone.

1926 zeigten die Gynäkologen Selmar Aschheim (1878–1965) und Bernhard Zondek (1881–1966) die Bedeutung der Hirnanhangdrüse für die Funktion der Keimdrüsen auf. Ein Jahr später entwickelten sie, auf diesen Erkenntnissen aufbauend, etwas für die nächsten Jahrzehnte Revolutionäres: einen biologischen Schwangerschaftsreaktionstest, genannt »Aschheim-Zondek-Reaktion« oder AZR, mit dem man bis in die 50er Jahre Schwangerschaften feststellen konnte. Inzwischen ist man zu moderneren Nachweismethoden übergewechselt.

Elf Jahre, nachdem Aschheim und Zondek die Bedeutung der Hypophyse für die Keimdrüsen beschrieben hatten, isolierten White, Catchpole und Long aus der Hirnanhangdrüse das Prolaktin. Dieses Hormon wird ab der achten Schwangerschaftswoche in steigender Menge produziert und erreicht seine höchste Konzentration um den Geburtstermin. Hier wirkt es dann direkt auf die Brustdrüsen der Mutter und induziert die Milchproduktion.

In den Jahren 1936 bis 1942 isolierten Tadeusz Reichstein und Edward Calwin Kendall verschiedene Corticoidsteroide. Zusammen mit Philip Showalter Hench bekamen sie 1950 den Nobelpreis für die Entdeckung des Cortisons.

Es würde auf jeden Fall zu weit führen, nun sämtliche neuentdeckten Hormone und deren Wirkweisen aufzulisten. Deswegen nur noch ein kurzer Überblick über die wichtigsten:

1971 erhielt Earl Wilbur Sutherland jr. den Nobelpreis, weil er zum erstenmal den Mechanismus von Hormonaktionen nachvollzog. 1977 bekamen R. C. L. Guillemin und A. V. Schally den Nobelpreis für ihre Stu-

dien über die Hormonbildung im Gehirn. Bereits 1966 hatten er und
Kollegen das Hormon Thyroliberin aus dem Hypothalamus isoliert, welches – vereinfacht ausgedrückt – die Produktion des Schilddrüsenhor-
mons TSH in die Wege leitet.

1980 wird mit Hilfe von Mikroorganismen die Information von Des-
oxyribonukleinsäuren (DNA) für die Bildung von Hormon eingesetzt:
Das Zeitalter der Gentechnologie für die »künstliche« Herstellung von
Hormonen hat begonnen.

1982 erhalten die drei Wissenschaftler Sune Bergström (Stockholm),
J. R. Vane (London) und B. Samuelsson den Nobelpreis »für Arbeiten auf
dem Gebiet der Prostaglandine und nahe verwandter biologisch aktiver
Substanzen«. Diese Substanzen stehen mit den Hormonen in so enger
Verbindung, daß viele Wissenschaftler glauben, sie seien an so ziemlich
jedem mit Hormonen zusammenhängenden Vorgang beteiligt. Andere
gehen noch weiter und bezeichnen sie als »lokale Hormone«, die von
einer Zelle zur anderen weitergegeben werden: deshalb hier ein kurzer
Ausflug in die Welt der Prostaglandine.

»Lokale Hormone«

Die Prostaglandine

In den 20er Jahren entdeckten Forscher zunächst in der Samenflüssigkeit von Hammelhoden, dann auch in dem Sperma des Mannes ganz eigenartige Substanzen. Brachte man diese Extrakte beispielsweise auf die Muskulatur der Gebärmutter, so zog sie sich zusammen. Da der schwedische Biochemiker und Neurologe Ulf Svante von Euler annahm, daß diese aus Fettsäuren gebildeten Substanzen nur in der Prostata vorkommen, nannte er sie »Prostaglandine«. Doch bald fand man derartige Substanzen auch in den Nieren, im Uterus und in einigen anderen Organen. Vor allem im Zusammenhang mit der Hormonforschung stießen die Wissenschaftler immer wieder auf Prostaglandine und stellten fest, daß sie bei zahlreichen Funktionen mitwirken, die durch Hormone gesteuert werden. Doch im Gegensatz zu den Hormonen, die ausschließlich von Drüsen produziert werden, kann im Körper fast jede Zelle Prostaglandine herstellen. So regen Prostaglandine nicht nur in der Gebärmutter die Muskeln zu Kontraktionen (Zusammenziehen) an, was dann die Wehen auslöst, auch schwere krampfartige Schmerzen vor oder während der Periode (Dysmenorrhoe) können auf eine übermäßige Prostaglandinausschüttung zurückgeführt werden.

Doch Prostaglandine sind nicht gleich Prostaglandine, sondern unterscheiden sich, wie Sune K. Bergström vom Stockholmer Karolinska-Institut 1949 nachwies: Sie werden nicht nur in den verschiedensten Körpergeweben aus der Arachidonsäure, einer fettigen butterartigen Substanz in den Zellwänden, mit Hilfe eines Enzymkomplexes (Cyclooxygenase) gebildet – was Bergström und sein Kollege Bengt Samuelsson aber erst 1964 entdeckten –, sondern sie weisen auch Unterschiede in ihrer chemischen Struktur auf. Um sie genauer zu charakterisieren und unterscheiden zu können, kürzt man sie wissenschaftlich heute in »PG« ab und charakterisiert sie mit Großbuchstaben, Zahlen und griechischen Buchstaben, z. B. $PGF_{2\alpha}$. Wird zu viel von genau diesem Prostaglandin bei einer Frau ausgeschüttet, wuchert ihre Gebärmutterschleimhaut übermäßig, sie leidet unter Endometriose. Zum Stoppen bringt man dieses überschießende Wachstum durch Gestagene, durch

Präparate, welche die FSH- und LH-Sekretion der Hypophyse stoppen, oder durch GnRH-Analoga, welche die Gonadotropinsekrektion hemmen.

Prostaglandine, so kann man sagen, sind an allen entzündlichen Prozessen im Körper beteiligt, und sie entfalten ihre Wirkung in bereits geringsten Konzentrationen.

Stoßen Sie sich beispielsweise an einer scharfen Kante, verletzten Sie Zellen unter der Haut sowie kleine Blutgefäße, dann reagiert das Gewebe sofort mit der Ausschüttung von Prostaglandinen, die verhindern, daß das Blut verströmt und die Blutung nicht zum Stillstand kommt. Sie schotten sozusagen den verletzten Bezirk hermetisch ab. Prostaglandine der A- und E-Reihe wirken auf die glatte Muskulatur der Bronchien, und zwar krampflösend und kontraktionshemmend. Auf die glatte Muskulatur des Magens dagegen wirken sie exakt umgekehrt – kontraktionsfördernd (zusammenziehend) und spasmogen (krampferzeugend). Neben ihrer Beteiligung an entzündlichen Prozessen helfen Prostaglandine mit bei der Blutgerinnung, bei der Zusammenballung von Blutplättchen (Plättchenaggregation), bei Immunreaktionen, bei der Eigenbeweglichkeit des Darms, den Sekretionen des Magens, beim Stoffwechsel und bei der Aktivität des Nervensystems.

In der Niere betätigt sich das Prostaglandin E_1 als Gegenspieler (Antagonist) des Hypophysen-Hinterlappen-Hormons Vasopressin: Wird die Niere zu wenig mit Blut versorgt, mobilisiert das Nierenmark sofort einen steten Ausstrom von Prostaglandinen der E- und F-Reihe.

Die Wissenschaft ist heute der Überzeugung, daß an fast jedem mit Hormonen zusammenhängenden Vorgang im Organismus Prostaglandine beteiligt sind.

Manche bezeichnen die Prostaglandine sogar als »lokale Hormone«, die von einer Zelle zur anderen weitergegeben werden. Vieles ist bei den Prostaglandinen allerdings immer noch unklar. Seit man aber mehr über Hormone kennt und weiß, daß sie mit den Prostaglandinen in Verbindung stehen, geht man immer mehr dazu über, auf genau diesem Wirkmechanismus ganz spezifische Behandlungsmethoden zu entwickeln. Eine Form davon sind Antiprostaglandin-Mittel oder Prostaglandinsynthesehemmer.

Das bekannteste Antiprostaglandin-Mittel dürfte die Acetylsalicylsäure sein, besser bekannt unter Aspirin*, auch wenn diese Bezeichnung nicht immer mit dem Markenartikel der Firma Bayer identisch ist. Denn Aspirin ist eigentlich heute weltweit das Synonym für ein Schmerzmittel. Zu

---

* vgl. Helga Vollmer: Aspirin® – ein Jahrhundertmittel macht Karriere, München 1997

der Gruppe der Prostaglandinsynthesehemmer zählen vor allem
schmerzstillende (Analgetika) und entzündungshemmende Präparate
(Antiphlogistika); ihre Einsatzmöglichkeiten reichen deswegen von Arthritis über Fieber, Kopf- und Magenschmerzen bis zu Schmerzen vor
und während der Menstruation oder rheumatischen Beschwerden. Das
Wirkprinzip all dieser Präparate besteht darin, die Produktion von zu
vielen Prostaglandinen zu stoppen.
Einen Bereich gibt es jedoch, wo die Prostaglandinproduktion per Medikament stark angekurbelt wird: bei den Wehen. Zum Zeitpunkt der
Geburt steigert die Plazenta die Ausschüttung von Prostaglandinen und
erhöht so die Aufnahmebereitschaft des Uterus für das Hormon Oxyto-
cin. Das wiederum löst die normalen Wehen aus. Injiziert der Arzt nun
bestimmte Prostaglandine in das Fruchtwasser oder in den Gebärmutterhals, wird der Uterus zu Kontraktionen, zu Wehen also angeregt. Mit
dieser Methode der »künstlichen« Wehenauslösung nimmt man auch
bevorzugt späte Abtreibungen vor. Verschiedene Prostaglandine, darunter $F_{2\alpha}$, unterbrechen die Schwangerschaft.
Anfang der 70er Jahre wurde das $F_{2\alpha}$ in den USA und Großbritannien
als verschreibungspflichtige Abtreibungsinjektion genehmigt.
Prostaglandin E_2 in Zäpfchenform eignet sich ebenfalls für einen
Schwangerschaftsabbruch. Beide Substanzen sind immer noch im
Handel.

Gewebshormone

Neben den Hormonen aus den endokrinen Drüsen und den »lokalen
Hormonen«, den Prostaglandinen, gibt es Hormone, die in verschiedenen Geweben des Organismus gebildet werden. Die Hormonbildung ist
für diese Gewebe nicht typisch und gehört nicht zu ihren Hauptaufgaben, sie produzieren diese Gewebshormone nebenbei. Beispielsweise
gibt es Hormone des Verdauungstraktes, wozu Gastrin, Sekretin, Pepsin,
Cholecystokin (auch: Pankreozymin) und andere gehören.
Auch unsere Nieren, die eigentlich nicht zu den endokrinen Drüsen wie
die Nebennieren gezählt werden, erzeugen zwei wichtige Hormone.
Das eine ist das Renin, das unter anderem blutdrucksteigernd wirkt,
beim zweiten handelt es sich um den »renalerythropoietic factor«, abgekürzt REF, der vermutlich zusammen mit einer Substanz aus der Blutbahn das Erythropoietin bildet. Und dies steht wiederum im Zusammenhang mit der Bildung von roten Blutkörperchen.

Unser Herz stellt ebenfalls ein Hormon her, den »Nährfaktor« der Herz-vorkammer. Die Lunge verwandelt beim Passieren mit Hilfe eines Hor-mons die im Blut vorhandene Substanz Angiotensin I in Angiotensin II. Dieses Hormon wiederum stimuliert die Sekretion von Aldosteron, je-nem Hormon, das mitwirkt, den Blutdruck und das Gleichgewicht der Körperflüssigkeit zu regulieren.

Prinzipiell zirkulieren nur sehr kleine Mengen von Hormonen im Blut, was aber auch bedeutet, daß sie sehr schnell und hochpotent einsatz-bereit sein müssen. Es bedeutet außerdem, daß sie über hochempfindli-che Mechanismen und äußerst sensible Rezeptoren verfügen.

Nicht alle Hormone dringen direkt in die Zellen ein. Protein-Hormone wie das Insulin sind dafür zu groß. Ihre Rezeptoren liegen dann an der Zelle und sobald das Hormon am Rezeptor andockt, vermittelt er der Zelle die Botschaft des Hormons. Anders die Steroide oder Steroidhor-mone, wozu die Sexualhormone zählen und mit denen wir uns hier in erster Linie befassen: Sie sind so klein, daß sie ohne weiteres in die Zel-le eindringen können, wo auch ihr Rezeptor sitzt.

Sexualhormone und Drüsen kurz im Überblick

Wir haben im Zusammenhang mit den Drüsen so viel über verschiedene Drüsen und ihre Sexualhormone gehört, daß sie zum besseren Verständnis für ihre Einsatzgebiete im Detail hier nochmals kurz zusammengefaßt werden:

◆ Als Östrogene werden in erster Linie die weiblichen Sexual- oder Geschlechtshormone der Eierstöcke bezeichnet, und hier zählen zu den wichtigsten das Östradiol, das Östron sowie das Östriol. Die Menge an Östrogenen schwankt während des Menstruationszyklus. Am geringsten ist sie zur Zeit der Menstruation, obwohl die Eierstöcke nicht aufhören, Östrogene zu produzieren. In der Zyklusmitte, also an den Tagen um den Eisprung, erreicht die Östrogenkonzentration ihren Höhepunkt und sinkt danach ab.

◆ Ein weiteres wichtiges Hormon der Eierstöcke ist das Gelbkörperhormon Progesteron, das in erster Linie der Fortpflanzung dient und vor allem in den Eierstöcken und im Mutterkuchen produziert wird, jedoch erst unmittelbar nach dem Eisprung und nur so lange, wie die Ovulation stattfindet. Das Progesteron fördert die Einnistung einer befruchteten Eizelle, es baut die Gebärmutterschleimhauthöhle so um, daß der Embryo sich darin entwickeln kann und ernährt wird. Wurde der Follikel nicht befruchtet, geht die Progesteronproduktion wieder zurück. Die nachlassende Progesteronausschüttung ist auch das erste Anzeichen dafür, daß eine Frau in die Wechseljahre kommt. Der Progesteronspiegel sinkt etwa ab dem 40. Lebensjahr, der Östrogenspiegel etwa ab Mitte, Ende 40. Progesteron fördert außerdem die Wasserausscheidung, wirkt auf die Psyche, indem es die Bildung von körpereigenen Opiaten wie Morphium anregt, außerdem hat es Einfluß auf das Gehirn, auf die Bildung von Proteingenen (was gerade erforscht wird) und auf bestimmte Zellen.

Als Gestagene bezeichnet man synthetisch hergestellte Gelbkörperhormone, von denen es unterschiedliche gibt. Die Zugabe von Gestagenen bei der Hormonsubstitution gewährleistet einen hohen Schutz vor bestimmten Krebsarten.

◆ Die dritte Gruppe der in geringen Mengen in den Eierstöcken (und

Nebennieren) gebildeten Hormone sind die »Androgene« Testosteron und Androsteron, eigentlich männliche Sexualhormone. Sie unterstützen die Östrogene in ihrem Schutz von Knochen und Haut, und zwar auch dann, wenn während des Klimakteriums die Produktion der Östrogene allmählich eingestellt wird. Diese männlichen Hormone beeinflussen zudem die Psyche und die Libido, die Lust auf Sexualität bei der Frau.

Zusammenfassend kann man sagen, daß Sexualhormone wie Östrogene, Progesteron (bzw. Gestagene) sowie Androgene im Organismus der Frau außerordentlich vielfältige Funktionen haben, die weit über die Fortpflanzungsfunktion hinausgehen. Außer an den primären und sekundären Geschlechtsmerkmalen (Scheide, Gebärmutter, Eierstöcke, Eileiter und Brust) wirken sie auf die Haut, die Knochen, die Gefäße, das Zentralnervensystem, auf Gehirnfunktionen, auf die Psyche und weitere Zielorgane. Je nach Zielorgan können diese Hormone wachstumsfördernd, aber auch wachstumshemmend wirken. Diese Einflüsse werden an den verschiedenen Zielorganen über Rezeptoren vermittelt. Fehlt ein Rezeptor, kann das entsprechende Hormon seine Wirkung nicht entfalten.

Die Pille

Der lange Weg zur Liebe ohne Angst

Die »Pille« der Anfangszeit hieß Anovlar und war grün. Deswegen sah der Papst rot, die Konservativen schwarz und für alle Liebenden brachen endlich rosa Zeiten an: im Juni 1961, als in Deutschland die erste Antibabypille auf den Markt kam.

»Der 1. Juni 1961 wird vielleicht einmal ein historischer Tag werden. Wir können heute schon mit Gewißheit sagen, daß an diesem Tag ein gewaltiger Schritt vorwärts getan wurde zur Lösung eines der brennendsten Probleme, das sich im Zusammenleben von Mann und Frau ergibt: das Problem der Geburtenregelung. Denn an diesem Tag kam ein Präparat auf den Markt, das in ärztlichen Kreisen gemeinhin als ›die Pille‹ bezeichnet wird.« So der »Stern« damals.

Angekündigt wurde die Pille von der Firma Schering allerdings als Mittel gegen Menstruationsbeschwerden, ihre empfängnisverhütende Wirkung führte der Beipackzettel unter Nebenwirkungen auf. Den Ärzten legte der Berliner Pharmakonzern nahe, Anovlar nur verheirateten Frauen mit mindestens zwei Kindern zu verschreiben.

Wer nun meint, die Wissenschaftler hätten die Pille entwickelt, um die Frauen vor Angst, Verzweiflung, Schande und Tod zu bewahren, liegt ziemlich falsch. Die Entdeckung der Pille war keine »Hurra-da-ist-sie«-Angelegenheit, sondern es ging den Forschern eher wie einst Christoph Columbus: Der wollte nach Indien und entdeckte Amerika. Die Hormonforscher suchten nach allen möglichen Hilfen, z. B. nach Medikamenten gegen Rheuma, Periodenschmerzen oder Fehlgeburten – und dabei »entdeckten« sie die Pille.

Eine Ausnahme gab es jedoch: Der Innsbrucker Physiologe Ludwig Haberlandt überlegte seinerzeit, daß es doch etwas Besseres und Zuverlässigeres als das Kondom zur Schwangerschaftsverhütung geben müsse. Bereits im Jahre 1919 hatte er als erster die Idee, eine gezielte Hormongabe könnte dem weiblichen Organismus eine Schwangerschaft vortäuschen, dadurch den Eisprung verhindern und die Frauen für eine begrenzte Zeit unfruchtbar machen.

Zuvor, 1897, hatte der Engländer John Beard in einer Abhandlung über

Schwangerschaft und Geburt die Hypothese aufgestellt, daß das Gelb-körperhormon (Corpus luteum) die Versorgung der übrigen Teile des Ei-erstocks beeinträchtige und so einen Eisprung verhindere. Ein Jahr spä-ter behauptete der Franzose Auguste Prenant, daß das Gelbkörperhor-mon durch eine innere Sekretion den Eisprung hemme. Die Beard-Prenant-Hypothese brachte Haberlandt 21 Jahre später dazu, über hor-monale Verhütung (Kontrazeption) nachzudenken. Aber er sah vor allem »die Wichtigkeit dieser Methode in sozial- und sexualhygienischer so-wie in eugenischer Richtung«. Mit anderen Worten, Schwangerschafts-verhütung zur »Vermeidung einer minderwertigen Nachkommen-schaft«. In der »Münchner Medizinischen Wochenschrift« veröffentlich-te Haberlandt im Dezember 1921 einen ersten Artikel »Ueber hormo-nale Sterilisierung des weiblichen Tierkörpers«. Bei fünf Kaninchen und drei Meerschweinchen war es ihm gelungen, diese zeitweise steril zu machen. 1930 benutzte Haberlandt zum erstenmal den Begriff »Gebur-tenregelung«. Zu diesem Zeitpunkt arbeitete er an einem Präparat, das »bald« an Frauen erprobt werden sollte. Doch dann starb er 1932, erst 47 Jahre alt.

Haberlandt war natürlich nicht der einzige, der sich mit den weiblichen Hormonen beschäftigte: Die Berliner Gynäkologen Zondek und Asch-heim hatten nicht nur einen Schwangerschaftstest entwickelt, sondern auch ein Ovarialhormon im Urin von Schwangeren entdeckt.

Ein Arbeitskreis der Universität Amsterdam um Ernst Laqueur isolierte ein Hormon aus dem Follikelsaft. Hormone waren in diesen Jahrzehn-ten – wie noch heute – ein faszinierendes Thema, und weltweit experi-mentierten Forscher, um herauszufinden, wie und wann man Hormone einsetzen, vor allem aber auch, ob man sie künstlich (synthetisch) her-stellen kann.

In den 30er Jahren waren deutsche Wissenschaftler die führenden Hor-monforscher der Welt. Doch die deutsche Frau sollte gebären, nicht ver-hüten. »Minderwertige Nachkommenschaft« ließ sich effektiver verhin-dern: durch zwangsweise Sterilisation. Auch als der Biologe Gregory Pincus und der Gynäkologe John Rock in den USA der 50er Jahre die Pille schließlich marktreif machten, stand die Staatsraison über dem Wohl der einzelnen Frau. Es ging darum, die Vermehrung der Armen La-teinamerikas einzudämmen. Damals herrschte in den USA eine gerade-zu fanatische Angst vor dem Kommunismus – und eine panische Angst, daß all diese Kommunisten und Hungerleider ins Land der unbegrenz-ten Möglichkeiten drängten. Kein Zufall, daß Pincus und Rock ihr Me-dikament in Puerto Rico testeten. Viele der 100 Testfrauen klagten über Kopfschmerzen, Übelkeit und Schwindelgefühle. Aber nur 17 wurden schwanger – und die hatten ihre Pille nicht regelmäßig eingenommen. 1960 wurde »Enovid 10« in den USA zugelassen. Doch machen wir einen Sprung zurück und in den Dschungel von Mexiko: Russel E. Marker, ein etwas exzentrischer Chemieprofessor von der Pennsylvania State University, beschäftigte sich in den 30er und 40er Jahren mit den Sexualhormonen. Er entdeckte, daß die mexikanischen Indiofrauen, die Chiapas, ein natürliches Verhütungsmittel aus der Wurzelknolle Dioscorea mexicana bzw. Yams-Wurzel zur Geburtenkontrolle verwendeten. 1943, auf einer Expedition ins mexikanische Hochland, wurde Marker fündig: Er sammelte zehn Tonnen Yams-Wurzeln, entwickelte in einem einfachen Labor in Mexiko ein Fünf-Stufen-Verfahren, isolierte aus den Wurzeln einen Hormonvorläufer, den er Diosgenin nannte, und verarbeitete das zu 3000 Gramm Progesteron. Dieser Wirkstoff der wild wachsenden Wurzelknolle wies nämlich eine ähnliche chemische Struktur auf wie das menschliche Gelbkörperhormon Progesteron. Es war die Sensation! Und dennoch konnte Marker in den USA keinen Pharmakonzern finden, der bereit war, seine Arbeit zu finanzieren. So gründete er 1944 mit zwei Teilhabern eine eigene Firma mit dem Namen »Syntex« (aus Synt-hese und M-ex-iko) zur Herstellung des ersten »künstlich« hergestellten Gelbkörperhormons. Gleichzeitig forschte man dort an der Herstellung von Östradiol – und landete in einer Sackgasse.

Es war dann Georg Rosenkrantz, ein aus Hitlers Europa geflüchteter Jude ungarischer Abstammung, der die Massenproduktion von Progesteron aus Diosgenin wiederaufnahm, nachdem Marker sich mit seinen Partnern zerstritten hatte.

Rosenkrantz entwickelte kurz darauf noch die viel wichtigere Synthese des männlichen Sexualhormons Testosteron aus derselben mexikanischen Yams-Wurzel. Beide Synthesen waren wesentlich einfacher und vor allem preiswerter als die in europäischen Pharmafirmen durchgeführten traditionellen Verfahren (ausgehend von Cholesterin).

Sogar heute noch wird der von Marker isolierte Wirkstoff zur Herstellung in einer modernen Mikropille verwendet. Der Pharmakonzern Organon läßt in Mexiko auf Plantagen Yams-Wurzeln sammeln und mahlen. In komplizierten chemischen Prozessen wird daraus das Gestagen Desogestrel hergestellt.

Marker und Rosenkrantz legten mit ihrer Entdeckung den Grundstein für die Herstellung von synthetischen Sexualhormonen in großen Mengen. Die zahlreichen biologischen Funktionen des Gelbkörperhormons Progesteron waren inzwischen bekannt: Progesteron sorgt durch die Erhaltung eines gesunden Uterus für die Entwicklung des Fetus und verhin-

dert eine neue Eireifung bzw. einen Eisprung (Ovulationshemmung)
während der Schwangerschaft. Progesteron wurde folglich das »natürliche Kontrazeptiv« genannt, wobei man sich hauptsächlich auf die Erkenntnisse von Ludwig Haberlandt stützte, wonach das Corpus luteum,
das Gelbkörperhormon, auf dem Gebiet der Fertilitäts- und Schwanger-
schaftskontrolle eine Rolle spielen könnte.
Drei Sexualhormone wurden in der Medizin dieser Jahre bereits verwendet: Testosteron, Progesteron und Östradiol. Bis 1949 konnte Östradiol nur aus dem Urin schwangerer Stuten gewonnen werden – etwas,
was heute noch für bestimmte Wechseljahrpräparate üblich ist und als
konjugierte Östrogene bezeichnet wird –, alle anderen chemischen
Herstellungsmethoden waren zu schwierig und zu teuer.
Über die Möglichkeiten einer Empfängnisverhütung machte man sich in
den 30er Jahren auch bei dem Berliner Pharmakonzern Schering Ge-
danken. Dort beschäftigte sich Hans H. Inhoffen mit der Östrogenfor-
schung und entdeckte – ebenfalls unerwartet – eine Substanz mit bis dahin völlig unbekannten Eigenschaften: ein androgenes Molekül, das, in
seiner chemischen Struktur verändert, gestagene Aktivität entfaltete. Vor
allem war diese Substanz auch oral (über den Mund, z. B. als Tablette,
Kapsel, Pille) wirksam. Diese Entdeckung nahmen die Syntex-Chemiker
ebenfalls in ihr Konzept auf. 1951 gelang es ihnen, eine noch wirksa-
mere Substanz zu entwickeln, die unter dem Namen Norethindron bekannt wurde. Sie konnte als Hormon mit Progesteronwirkung zur Behandlung von Menstruationsstörungen und Fruchtbarkeitsproblemen
oral eingenommen werden.
Langsam wurde der Traum von der hormonalen Verhütung Realität:
1960 bringt der Chicagoer Pharmakonzern G. D. Searle die erste Pille
»Enovid 10« auf den amerikanischen Markt. Ideell und finanziell unter-
stützt von der bekannten Sozialreformerin Margaret Sanger (1879–
1966), hatte der Biologe und wissenschaftliche Berater des Searle-Kon-
zerns, Gregory Pincus (1903–1967), zusammen mit Kollegen wie Carl
Djerassi (*1923), seit 1951 an der Entwicklung einer hormonalen Ver-
hütungstechnik gearbeitet. Sie hatten neuartige synthetische Gestagene,
die Nortestosteronderivate, erprobt. Vor allem zwei Derivate, das
Norethisteron und das Norethynodrel, erwiesen sich bei einer Verabreichung von 10 Milligramm pro Tag als außerordentlich wirksame Ovulationshemmer. »Enovid« enthielt eine nach heutigen Vorstellungen
außerordentlich hohe Dosis von 9,85 Milligramm Norethynodrel und
0,15 Milligramm des Östrogens Mestranol, um gestagenbedingte Blutungen zu vermeiden. Damit hatten Pincus, der »geistige Vater der Pille«, und seine Mitarbeiter das Prinzip des Kombinations- oder Einpha-

senpräparates entdeckt, das auch heute noch das verbreitetste und zuverlässigste hormonale Kontrazeptivum ist. Spätere Verbesserungen der »Pincus-Pille« betrafen vor allem die Dosierung, denn man erkannte bald, daß eine sichere empfängnisverhütende Wirkung auch mit viel geringeren Dosen von Sexualhormonen gewährleistet ist. Außerdem wurden durch eine Dosisverringerung die Zahl der gefährlichen Nebenwirkungen deutlich verringert.
Und so sang die amerikanische Country-Sängerin Loretta Lynn 1963 in »The Pill«:
»Jahrelang blieb ich zu Hause, und du hattest allen Spaß, während ich Jahr für Jahr eines Kindes genas.
Jetzt aber zählt nicht mehr dein patriarchischer Wille.
Dein Hühnchen hat ausgebrütet, denn jetzt hab ich die Pille.«

Ein Arzneimittel auf dem Prüfstand

Bereits Ende des Jahres 1961 benutzte fast ein halbe Million Amerikanerinnen die empfängnisverhütende Pille. Binnen eines Jahres verdoppelte sich die Zahl der Benutzerinnen und stieg noch steiler an, als die Food and Drug Administration (FDA) 1962 und 1964 die Erlaubnis zur Herstellung der Pille auf andere Firmen ausdehnte. Inzwischen hatte man die Dosis des gestagenen Steroids von 10 Milligramm auf 2 Milligramm gesenkt, zu einer weiteren Senkung des gestagenen Anteils auf 1 Milligramm und der östrogenen Komponente auf 0,05 Milligramm kam es dann in der zweiten Hälfte der 60er Jahre.
Carl Djerassi, dem es zunächst gelang, Cortison auf zwei verschiedenen Wegen zu synthetisieren – ein Durchbruch in der pharmazeutischen Forschung –, und danach Östron und Östradiol aus Diosgenin, berichtet: »Die ersten klinischen Studien in Puerto Rico, Mexiko und Los Angeles und die darauf folgende Beachtung in den Medien und in der Öffentlichkeit konzentrierten sich zunächst auf die Wirksamkeit und auf naheliegende kurzfristige Nebenwirkungen (darunter Übelkeit, Gewichtszunahme, unregelmäßige Blutungen) und dann auf die Frage der erneuten Fruchtbarkeit nach dem Absetzen der Pille; erst später verlagerte sich die Aufmerksamkeit auf das Problem der langfristigen Sicherheit, als die unerwartet schnelle und breite Akzeptanz der Pille das Schreckgespenst heraufbeschwor, daß im Grunde gesunde Menschen jahrelang ein starkes Hormon einnehmen. George Bernard Shaw hätte auch die Pille meinen können, als er sagte: ›Die Wissenschaft hat im-

mer unrecht: sie löst niemals ein Problem, ohne zehn neue zu schaffen‹.«

Wohl kaum ein Arzneimittel wurde so gründlich und so häufig untersucht wie die Pille, ihre Zusammensetzung, ihre Wirksamkeit und ihre Auswirkungen:

◆ 1967 stellt das britische Royal College of General Practitioners (RCGP) erstmals einen Zusammenhang zwischen der hohen Östrogendosis der Pille und einem nicht zu vernachlässigenden Thrombose- bzw. Embolie-Risiko her.

◆ 1968 werden drei große Studien ins Leben gerufen, um die Wirkungen der Pille zu überprüfen: Zwei in Großbritannien unter der Schirmherrschaft des Royal College of General Practitioners (RCGP) und der Oxford-Planning Association (Oxford/FPA) und eine in den USA, die Walnut Creek-Study. Die britischen Studien dauern immer noch an.

◆ 1969 empfiehlt die englische Überwachungsbehörde, das Committee on Safety of Medicine (CSM), als Dosisobergrenze für den Östrogenanteil 50 Mikrogramm. Diese Empfehlung wird nun von allen Pillenherstellern umgesetzt.

◆ 1973 erscheint die erste »niedrigdosierte« Pille auf dem Markt. Sie enthält nur noch 30 Mikrogramm Östrogen und ein potentes neues Gestagen, das Levornogestrel. Die Ära der »Mikropillen« hat begonnen.

◆ 1974, fünf Jahre nach der CSM-Empfehlung, belegt ein Studienbericht des RCGP, daß die Verminderung des Östrogenanteils das Auftreten von (tiefen) Venenthrombosen deutlich verringert.

◆ 1977 deckt die RCGP-Studie einen Zusammenhang zwischen dem Risiko von Herz-Kreislauf-Erkrankungen und dem Gestagen in der Pille auf.

Damals erst, zu Ende der 70er Jahre, verlagerte sich die Aufmerksamkeit vom Östrogen zum Gestagen. Fest stand, daß für Frauen über 35 Jahre, die rauchten und die Pille mehr als fünf Jahre eingenommen hatten, ein erhöhtes kardiovaskuläres Risiko (also ein Risiko im Bereich des Herz-Kreislauf-Systems) besteht.

◆ Ein Jahr später, 1978, berichtet der amerikanische Wissenschaftler Bradley von einer Verbindung zwischen Pille und dem Lipidstoffwechsel (Fettstoffwechsel). Den Einfluß der Pille auf den Fettstoffwechsel belegt die Walnut Creek-Study.

Ein Bericht des RCGP weist einen Zusammenhang zwischen Herz- und Kreislauferkrankungen wie Herzinfarkt und Schlaganfall und der Höhe des als schützend geltenden HDL-Cholesterins (High Density

Lipoprotein) im Blut nach. Je höher der HDL-Spiegel, desto geringer die Gefahr einer Kreislauferkrankung.

◆ 1981 kommt die erste Pille der »neuen Generation« auf den Markt. Sie enthält ein neues Gestagen, Desogestrel, das nur geringen Einfluß auf den Lipidstoffwechsel hat – und infolgedessen nur minimale Auswirkungen auf die Risikofaktoren für Herz- und Kreislauf-Erkrankungen.
Diese neue Pille (Marvelon®) erhöht sogar erwiesenermaßen den HDL-Spiegel, während der LDL-Cholesterin-Spiegel (Low Density Lipoprotein) unverändert bleibt und sich somit das HDL/LDL-Verhältnis positiv verändert. Im gleichen Jahr bringt ein aktueller RCGP-Report den Nachweis, daß in der Altersgruppe der 15- bis 35jährigen keine grundlegenden Risiken bei der Anwendung der Pille zu erwarten sind – vorausgesetzt, die Pillen-Anwenderin raucht nicht!

◆ 1983 bricht weltweit eine »Pillenpanik« aus: Die Studie von Dr. Malcolm Pike aus Kalifornien weist im Tierversuch auf einen Zusammenhang zwischen der Einnahme der Pille und einem potentiell erhöhten Brustkrebsrisiko hin. Dieser Zusammenhang wurde gründlich untersucht und konnte beim Menschen nicht nachgewiesen werden: In den USA bestätigt 1987 der CASH-Bericht (Cancer and Steroid Hormone) mit etwa 9 000 Frauen die Ergebnisse anderer Studien der vergangenen zehn Jahre, wonach die Pille vor Krebs der Gebärmutterschleimhaut und der Eierstöcke schützt. Die Pille – so übereinstimmend die Studienergebnisse – reduziert das Risiko dieser Erkrankungen um etwa die Hälfte, und dieser Schutzeffekt hält auch nach Absetzen der Pille an.

◆ 1988: Die Londoner Cavendish Klinik veröffentlicht die Ergebnisse der weltweit größten Studie über die metabolischen (zum Stoffwechsel gehörenden) Auswirkungen der Pille. Die Studie war von dem National Institute of Health, einer Einrichtung der amerikanischen Regierung, in Auftrag gegeben worden. Neun verschiedene Pillenpräparate wurden über einen Zeitraum von zwei Jahren untersucht. Ergebnis: Nur Pillen, die das Gestagen Levornogestrel enthalten, üben unerwünschte Wirkungen auf den Fettstoffwechsel aus.
In Dänemark läutete Lovelle® mit einem Östrogenanteil von nur 20 Mikrogramm (Ethinylestradiol) eine völlig neue Ära ein.

◆ 1989 empfiehlt ein Ausschuß der amerikanischen Food and Drug Administration, die Anwendungsrichtlinien für die Pille nicht zu ändern. In vier Studien war bei verschiedenen Untergruppen ein leicht erhöhtes Risiko für Brustkrebs festgestellt worden. Die FDA hält die Ergebnisse für widersprüchlich und nicht schlüssig.

Vor dem Royal College of Medicine präsentiert der Studienleiter der
Oxford Planning Association, Prof. Martin Vessey, Daten, nach denen
die positiven Wirkungen der Pille ihre Risiken eindeutig überwiegen.

◆ 1992: Die erste Pille mit nur noch 20 Mikrogramm Östrogen (Ethinyl-
estradiol) kommt nun auch in Deutschland auf den Markt (Lovelle®,
Organon).
Heute gibt es 20-Mikrogramm-Pillen von verschiedenen Herstellern.

◆ 1993 wird durch Studien belegt, daß die Verringerung des Östrogenanteils der Pille von 50 auf 30 und 20 Mikrogramm das Risiko reduziert, einen Schlaganfall zu erleiden. Dies berichtet das British Medi-
cal Journal aufgrund einer großangelegten Fallkontrollstudie von Dr.
Ojvind Lidegaard, Danish Hospital Institute, Dänemark.

◆ 1995: Eine erneute »Pillenpanik« bricht aufgrund einer noch nicht
publizierten Studie aus, die von der Weltgesundheitsorganisation
(WHO) in 21 Zentren in 17 Ländern durchgeführt worden war. Nach
dieser Studie hätten Frauen, die Pillen der dritten Generation nehmen, möglicherweise ein höheres Thromboserisiko als Frauen, die
Pillen der zweiten Generation anwenden. Gegen Ende des Jahres bewirkt diese Studie zusammen mit zwei anderen bis dahin unveröffentlichten Studien die Entscheidung des britischen Gesundheitsamtes CMS (Committee on Safety of Medicines), die Verschreibung von
Pillen der dritten Generation einzuschränken. Die deutsche Gesundheitsbehörde, das Bundesinstitut für Arzneimittel und Medizinprodukte (BfArM), und Norwegen schlossen sich dieser Entscheidung an
– sonst weltweit kein anders Land. Diese Krise ist (zum Zeitpunkt des
Verfassens dieses Buches) noch nicht beigelegt (genaueres ab S. 95).
Bevor jedoch auf die Tatsachen und Hintergründe dieser abstrusen
Entscheidung näher eingegangen wird, machen wir noch einmal einen Sprung einige Jahrzehnte zurück: 1961 schrieb der »Spiegel«:
»Geburtenkontrolle mit Tabletten! In den Konsultationsräumen amerika-
nischer Gynäkologen wird seit einigen Wochen ein merkwürdiges Spiel
ausgetragen. Patientinnen bitten um Medikamente, obwohl sie sich
nicht krank wähnen, und die Ärzte verzichten darauf, Frauen zu untersuchen. Verlangt werden Tabletten, die nach den pharmazeutischen In-
struktionen einer drohenden Fehlgeburt vorbeugen oder in bestimmten
Fällen weiblicher Sterilität die Voraussetzung für die Empfängnis schaffen können. Arzt wie Patientin wissen jedoch, daß die Tabletten außerdem geeignet sind, gerade das Gegenteil zu bewirken, nämlich die
Empfängnisverhütung ...«

So wirkt die Pille

Erinnern wir uns: In den Eierstöcken der Frau sind von Geburt an etwa 400 000 Eizellen bzw. deren Vorstufen angelegt. Diese Eibläschen (Follikel) reifen ab der Pubertät regelmäßig einmal im Monat heran, und es kommt zum Eisprung. Stimuliert wird dieses Wachstum von einem Hormon aus der Hirnanhangdrüse, dem follikelstimulierenden Hormon, kurz FSH genannt.

In der Hülle, die die Eizelle umgibt, wird das wichtigste Geschlechtshormon der Frau gebildet, das Östrogen. Unter anderem ist es für den Aufbau der Schleimhaut in der Gebärmutter zuständig. Sie verdickt sich im Laufe des Zyklus und »polstert« die Gebärmutter von innen aus, damit sich im Falle einer Befruchtung die keimende Eizelle dort einnisten kann.

Östrogen und FSH allein reichen jedoch nicht aus, um etwa in der Zyklusmitte der im Eierstock herangereiften Eizelle zum Sprung in einen Eileiter zu verhelfen. Dazu wird noch das luteinisierende Hormon, kurz LH, aus der Hypophyse benötigt. Das wird aber erst in größeren Mengen abgegeben, wenn die Eizelle reif genug ist und dies der Hypophyse durch die von ihr abgegeben Östrogenmenge im Blut signalisiert wird.

Beim Eisprung (Ovulation) wird die Eizelle vom Eierstock ausgestoßen und vom Eileiter aufgefangen. Da zwischen Eierstock und Eileiter keine direkte Verbindung besteht, stülpt sich die fransige Trichteröffnung des Eileiters zum Zeitpunkt der Ovulation über den Eierstock und zieht mit leichten »Saugbewegungen« die Eizelle an. Nun reist die Eizelle etwa vier Tage lang durch den Eileiter in die Gebärmutter und kann während dieser Zeit von einer Samenzelle befruchtet werden. Inzwischen übernimmt das Progesteron, das aus der im Eierstock zurückgebliebenen Eihülle gebildet wird, eine Vielzahl wichtiger Aufgaben: In erster Linie verhindert es, daß sich die Gebärmutter zusammenzieht und eine möglicherweise befruchtete Eizelle ausstößt. Im Falle einer Schwangerschaft verhindert das Progesteron vorzeitige Wehen; außerdem sorgt es dafür, daß die Gebärmutter gut durchblutet und mit Nährstoffen versorgt wird, um für ein Baby optimal gerüstet zu sein.

Wurde die Eizelle nicht befruchtet, wird auch sehr bald kein Progesteron mehr ausgeschüttet. Der Gelbkörper bildet sich zurück, die Eizelle löst sich allmählich auf, und es kommt innerhalb der nächsten zwei Wochen zur Menstruation. Dabei wird auch ein Teil der durch das Östrogen aufgebauten und nun nicht benötigten Gebärmutterschleimhaut abgestoßen.

Die Pille nun ahmt die in der zweiten Zyklushälfte beobachtete Hor-

monbildung und ihre Auswirkung auf den Eierstock nach. Aus diesem
Grund enthalten die meisten der heute erhältlichen Pillenpräparate eine Kombination der beiden Hormone Östrogen und Gestagen – wie das
pharmazeutisch hergestellte Progesteron heißt. Der gleichbleibende
Hormonspiegel unterdrückt die Signale an die Hypophyse, wodurch die
FSH-Bildung blockiert wird und damit auch der Wachstumsimpuls für
die Eizellen. Infolgedessen findet kein Eisprung statt, und damit ist eine
Befruchtung unmöglich. Überdies verändert sich durch die Hormone
die Gebärmutterschleimhaut so, daß sich eine befruchtete Eizelle nur
schlecht einnisten kann. Außerdem verfestigen die Hormone den
Schleimpfropf vor dem Muttermund, so daß die Spermien nur äußerst
mühsam in die Gebärmutter und in den Eileiter gelangen können.
Dank all dieser Eigenschaften ist die Pille damit das sicherste reversible
(umkehrbare) Verhütungsmittel überhaupt. Denn wird die Pilleneinnahme eingestellt, so bekommt die Hirnanhangdrüse wieder die entsprechenden Signale und sorgt für einen Eisprung. Eine Schwangerschaft
wird wieder möglich.
Die in den Pillen verwendeten Hormone sind – im Gegensatz zu denen
der Menopausenpräparate – chemischer Herkunft. Im Laufe der Jahrzehnte der Pillenentwicklung wurde jedoch nicht nur ihr Anteil in der
Pille verringert, sondern weiter verbessert, um eine möglichst naturna-
he Wirkung zu gewährleisten.
Die jüngste Generation von Gestagenen wie Desogestrel ist sehr eng mit
dem natürlichen Progesteron verwandt, wodurch es zu einem möglichst
günstigen Verhältnis der erwünschten zu möglichen unerwünschten
Wirkungen kommt.
Deshalb wird die Pille aller Voraussicht nach noch lange das sicherste
reversible Verhütungsmittel bleiben.
Die meisten Pillenpräparate sind sogenannte Einphasen-Präparate: 21
Tage (bei manchen Pillen 22 Tage) lang wird die gleiche Hormonmenge
und -zusammensetzung eingenommen. In dem darauffolgenden pillenfreien Intervall von 7 (oder 6) Tagen sinkt die Östrogen- und Gesta-
genmenge im Blut. Die Gebärmutterschleimhaut löst sich, und eine Blutung tritt ein.

Wieviel wissen Frauen über die Pille?

Die International Health Foundation (IHF) in Brüssel führt seit 20 Jahren
Studien zum Verhalten der Europäerinnen in puncto Verhütung durch.

Eines der interessantesten Ergebnisse: Der Umgang mit der Pille unterscheidet sich selbst in den neun europäischen Staaten (Deutschland, Österreich, Belgien, Großbritannien, Dänemark, Frankreich, Italien, Spanien und Schweden) ganz erheblich voneinander. Mit Ausnahme der vorrangig katholischen Länder Spanien und Italien ist die Pille jedoch das am häufigsten verwendete Verhütungsmittel. Besonders in der Altersgruppe zwischen 20 und 24 Jahren nehmen 70 Prozent der Frauen in Großbritannien und 56 Prozent der Französinnen die Pille.

Von den Frauen zwischen 15 und 45 Jahren nehmen die Pille in	
Deutschland	53 %
Belgien	48 %
Österreich	42 %
Großbritannien	38 %.

Eine Verhütung seitens des Mannes ist weit weniger populär: am ehesten lassen sich Schweizer Männer sterilisieren. Beim Mann wie bei der Frau ist die Sterilisation die endgültigste Methode einer Schwangerschaftsverhütung, denn sie läßt sich in den meisten Fälle nicht mehr rückgängig machen (irreversibel). Sie schützt übrigens ebenfalls nicht 100prozentig und ist in etwa gleich sicher wie die Pille.
Die Pille gewährt tatsächlich eine fast 100prozentige Verhütung. Gemessen wird die Sicherheit einer Verhütungsmethode an ihrer »Versagerquote«. Der sogenannte Pearl-Index gibt die Zahl der Schwangerschaften an, die bei 100 Frauen auftreten, die ein Jahr lang (= 1 200 Anwendungsmonate) mit ihrem(n) Partner(n) eine bestimmte Verhütungsmethode verwenden. So beträgt der Pearl-Index bei hoch- und niedrig dosierten Kombinationspräparaten 0,03–1,0; der Pearl-Index beim Kondom liegt dagegen bei 7–14, bei Vaginalcremes bei 8–36. Das heißt, wenn 100 Frauen ein Jahr lang die Pille nehmen, wird 0,03–1 schwanger, während bei der Verhütung mit Vaginalcremes zwischen 8 und 36 schwanger werden.
Die Pille – richtig und vorschriftsmäßig eingenommen – schützt also so gut wie hundertprozentig vor einer ungewollten Schwangerschaft, was auf kein anderes Verhütungsmittel zutrifft.
Dennoch, fast 40 Jahre nach der Einführung der Pille, bestehen bei den Frauen zum Thema »Pille« noch unglaublich viele Vorurteile und Informationsdefizite. Die Firma Grünenthal in Aachen/Deutschland, welche verschiedene Verhütungsmittel herstellt, befragte 1 200 Frauen verschiedener Bildungsschichten im Alter von 15 bis 45 Jahren zwischen dem 2. 12. 1996 und dem 10. 1. 1997 zum Thema Pille.

Nur 44 Prozent gaben an, vom Arzt umfassend informiert zu sein, mehr als 90 Prozent wußten nicht, daß die Blutungsstärke und die Regelschmerzen unter der Pilleneinnahme reduziert werden, dafür behaupteten 48 Prozent, daß die Pille dick macht, 51 Prozent, daß die Fruchtbarkeit beeinträchtigt wird, 59 Prozent glaubten, daß nach längerer Einnahme eine Pillenpause notwendig ist; 68 Prozent wußten nicht, welche Wirkstoffe in der Pille enthalten sind und welches Hormon den Eisprung verhindert, und 43 Prozent hatten noch nichts davon gehört, daß Mikropillen besonders niedrig dosierte Pillen sind. Beinahe der Hälfte war nicht klar, daß eine »vergessene« Pille die Sicherheit beeinträchtigen kann. Und nur 79 Prozent hatten von der Pillendiskussion gehört. Bei 75 Prozent der Frauen und Mädchen waren die Medien die Hauptinformationsquelle, und nur 11 Prozent hatten die Aufklärung über den Frauenarzt bekommen.

Diese Zahlen zeigen, daß die Frauen ganz offensichtlich ein großes Wissensdefizit in bezug auf die Pille haben, den Wunsch nach Information – und daß die Aufklärung durch die Frauenärzte ziemlich im argen liegt. Viele Frauen vermißten eine individuelle Information, denn in der Beratung sollte berücksichtigt werden, ob es sich um die Ersteinnahme eines jungen Mädchens handelt oder die Pillenverschreibung für eine erwachsene Frau, die möglicherweise sogar schon Kinder geboren hat.

Frauen wissen nicht ...

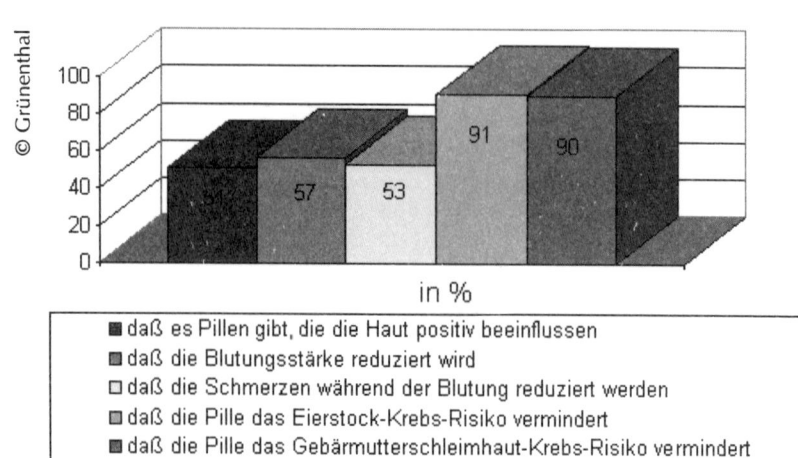

Denn sie glauben ...

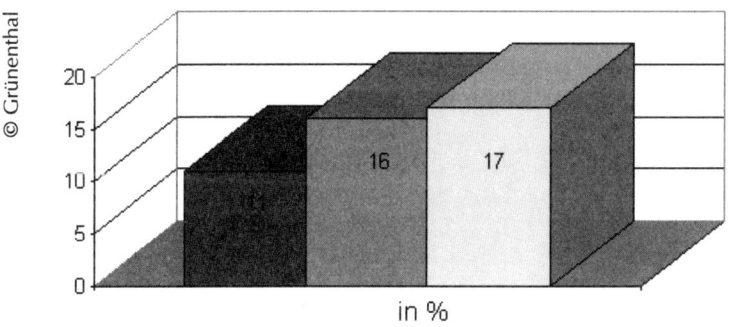

■ daß Raucherinnen ein erhöhtes Gesundheitsrisiko haben

▣ daß bei Frauen mit starken Neigungen zu Krampfadern ein erhöhtes
  Gesundheitsrisiko haben

☐ daß Sport KEIN Gesundheitsrisiko darstellt

Sie wissen immer noch nicht ...

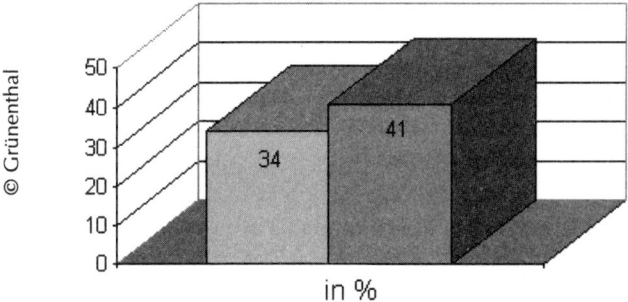

▣ daß die Pilleneinnahme für junge Mädchen ein besonderes Risiko darstellt

■ daß bei gesunden älteren Frauen ein besonderes Risiko besteht

Sie haben immer noch die Vorurteile:

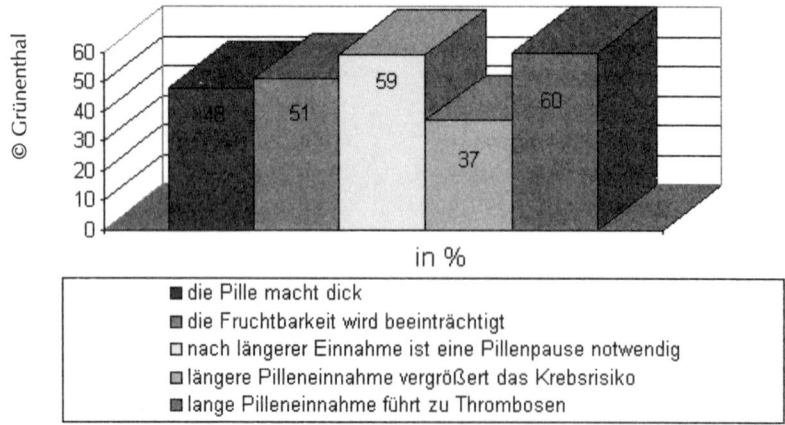

© Grünenthal

in %

■ die Pille macht dick
▨ die Fruchtbarkeit wird beeinträchtigt
□ nach längerer Einnahme ist eine Pillenpause notwendig
▨ längere Pilleneinnahme vergrößert das Krebsrisiko
■ lange Pilleneinnahme führt zu Thrombosen

Die Pille ist nicht nur die sicherste Art, wie sich eine Frau vor uner-
wünschtem Kindersegen schützen kann, sondern sie bringt auch eine
Reihe anderer positiver Auswirkungen mit sich. Die amerikanische FDA
hat vor kurzem erstmals einen entsprechenden Hinweis in die
Packungsbeilage von Pillenpräparaten mit aufgenommen, welcher sich
in drei Kategorien unterteilt:
◆ Auswirkungen auf den Menstruationszyklus,
◆ Auswirkungen durch die Unterdrückung des Eisprungs,
◆ Auswirkungen durch die Langzeitanwendung.
Alle drei Punkte sollen nun kurz behandelt werden.

Menstruelle Vorteile der Pille

Einer der wichtigsten Vorteile der Pille ist ein regelmäßiger und zuver-
lässig berechenbarer vierwöchiger Zyklus. Eine unregelmäßige Menstruationsblutung kann ja, wie wir inzwischen wissen, durch alle möglichen inneren und äußeren Geschehnisse ausgelöst werden. Frauen,
die die Pille nehmen, kennen diese Schwierigkeiten nicht. Außerdem

verringert die Pille möglicherweise bisher vorhandene lange und starke Blutungen. Dadurch kommt es seltener zu einem Eisenmangel, zu der sogenannten Eisenmangelanämie. Pillenanwenderinnen verlieren im Durchschnitt nur halb so viel Eisen wie Frauen ohne Pille. Das ist vor allem für Frauen von Bedeutung, deren Ernährungssituation schlecht ist wie beispielsweise in Dritte-Welt-Ländern.

So ziemlich alle Regelstörungen lassen sich durch eine Hormontherapie in Form der Pille in den Griff bekommen:

◆ die primäre Amenorrhoe: wenn die erste Regelblutung nicht eintritt;
◆ die sekundäre Amenorrhoe: das Ausbleiben der Regelblutung irgendwann nach der ersten Menstruation;
◆ die Dysmenorrhoe: die schmerzhafte Menstruationsblutung;
◆ die Hypomenorrhoe: eine zu schwache Blutung;
◆ die Hypermenorrhoe: eine übermäßig starke Blutung;
◆ die Menorrhagie: eine zu starke und zu lang anhaltende Blutung;
◆ die Metrorrhagie: Blutungen, die außerhalb der Menstruation auftreten;
◆ die Ovulationsblutung oder Mittelblutung: eine leichte Blutung zum Zeitpunkt des Eisprungs;
◆ die Oligomenorrhoe, bei der das Intervall zwischen den Blutungen mehr als 35 Tage beträgt;
◆ die Polymenorrhoe, bei der das Intervall weniger als 25 Tage dauert;
◆ die prämenstruelle Blutung: leichte Schmierblutungen drei bis vier Tage vor der erwarteten Periode;
◆ postmenstruelle Blutungen: Schmierblutungen bis zu einer Woche nach der regulären Menstruationsblutung.

Etwa die Hälfte aller Frauen leiden während der Menstruation unter Bauch(Becken-)schmerzen. Die englische RCGP-Studie zeigte, daß eine Dysmenorrhoe bei Frauen, welche die Pille nahmen, um 63 Prozent seltener vorkam als bei den übrigen Frauen: Gerade Frauen, die unter einer sehr schmerzhaften Periode leiden (etwa 1 von 10), hilft die Pille verblüffend gut.

| Pluspunkte: | regelmäßiger Zyklus |
| | weniger Regelschmerzen |

Die Pille auf Reisen

Welche Frau bekommt schon gerne ihre »Tage« auf dem Flug in den Urlaub, zur Hochzeit und in den Flitterwochen, oder auch aus Aufregung vor einem Tennisturnier oder vor einer Prüfung? Für die meisten Frauen sind solche Ereignisse im wahrsten Sinne des Wortes »kritisch«, weil seelische Aspekte und/oder der Klimawechsel im Urlaub den Hormonspiegel durcheinanderbringen können. Frauen, die die Pille nehmen, haben es da leichter, einfach weil der Zyklus durch die Pille kontrolliert wird.

Fällt die Menstruationsblutung beispielsweise exakt in die Urlaubsreise, ist das kein Problem. Die sieben (oder sechs) tablettenfreien Tage zwischen zwei Pillenpäckchen werden einfach übersprungen, mit einer neuen Packung an dem eigentlich ersten pillenfreien Tag begonnen. Wer das einmal oder auch zweimal macht, bekommt keinerlei Probleme. Es sollte jedoch keinesfalls zum Dauerzustand werden!

Bei Flugreisen nach Amerika oder Ostasien muß hinsichtlich der Einnahmezeit die Zeitverschiebung beachtet werden. Jedoch ist üblicherweise eine Zeitverschiebung um mehrere Stunden oder eine »vergessene« Pille in einem Zeitraum von zwölf Stunden noch kein Grund zur Panik. Hat frau allerdings die übliche Einnahmezeit um mehr als zwölf Stunden versäumt, ist frau nicht mehr unbedingt hundertprozentig vor einer Schwangerschaft geschützt. Wichtig ist, die zunächst vergessene Pille nicht auszulassen, sondern sie so rasch wie möglich einzunehmen und die folgenden zum üblichen Zeitpunkt. Zur Sicherheit sollte frau für den restlichen Einnahmezyklus jedoch ein zusätzlichen Verhütungsmittel benutzen.

Bestimmte Arzneimittel können die Wirkung der Pille beeinträchtigen. Deswegen ist es unbedingt notwendig, mit dem Arzt darüber zu sprechen, welche Medikamente beispielsweise als Prophylaxe auf Tropenreisen eingenommen oder gespritzt werden. Außer Arzneimitteln können auch Magen- und Darmstörungen den Pillenschutz beeinträchtigen, vor allem wenn »Montezumas Rache« auf der Reise zuschlägt. Als Faustregel gilt: Wenn Sie sich innerhalb von vier Stunden nach der Pilleneinnahme übergeben oder starken Durchfall haben, sind Sie vermutlich nicht mehr ausreichend vor einer Schwangerschaft geschützt. Sie sollten dann innerhalb von zwölf Stunden eine weitere Pille und die restlichen Pillen der angebrochenen Packung wie gewohnt zur üblichen Zeit einnehmen.

Frauen, die viel unterwegs sind, legen sich meist eine Ersatz- und Reservepackung zu, die sie stets dabei haben. Denn wie oft schon ist eine

dieser winzigen Pillen im Hotel auf Nimmerwiedersehen unter irgendeinen Schrank oder ins Waschbecken gerollt.
Dies ist nicht zuletzt deswegen sinnvoll, weil »Ihre« Pille möglicherweise einen anderen Namen im Ausland trägt. Zur Sicherheit kann man
für einen längeren Auslandsaufenthalt beispielsweise den Beipackzettel
mitnehmen. Arzt oder Apotheker können dann zumindest ein entspre-
chendes Präparat besorgen.
Apropos Beipackzettel: Fast alle Pillenpackungen enthalten auch einen
Beipackzettel für die Anwenderin. Darin steht genau, wie lange die Wirkung dieser Pille anhält und was speziell bei ihr zu beachten ist.

Positive Auswirkungen durch Unterdrückung des Eisprungs

Durch die Einnahme der Pille wird die Häufigkeit von Eileiterschwangerschaften verringert. Diese stellen einer der wirklich akuten Notfälle
in der Gynäkologie dar und sind für die betreffende Frau meist lebens-
bedrohlich.
Auch Eierstockzysten kommen bei Pilleneinnahme wesentlich seltener
vor. Zurückzuführen ist dies auf den »Ruhestand« des Eierstocks.

| Pluspunkte: | weniger lebensbedrohliche Eileiterschwanger-schaften |
| | weniger Eierstockzysten |

Auswirkungen durch Langzeitanwendung

Gutartige Veränderungen der Brust (z. B. Mastopathia fibrosa cystica*)
treten bei Pillenanwenderinnen seltener auf. Es wird vermutet, daß die
Hälfte bis sogar drei Viertel aller gutartigen Brustveränderungen wie Fibrozysten und Fibroadenome (gutartige, aber schmerzhafte Knoten)
durch die Pille verhindert werden. Dafür wird der Gestagenanteil verantwortlich gemacht.

---

* vgl. Helga Vollmer: Enzyme für die Frau, Berlin 1995

Für die USA hat man errechnet, daß die Pille allein in den 70er Jahren
mehr als 23 000 chirurgische Eingriffe wegen gutartiger Brustveränderungen verhindert hat.

Auch Entzündungen im kleinen Becken scheinen durch die Einnahme
der Pille um die Hälfte reduziert zu werden. Dies bestätigen elf Studi-
en, die bereits zu Beginn der 80er Jahre gemacht wurden. Das ist insofern von entscheidender Bedeutung, als aufsteigende Infektionen des
kleinen Beckens zu Eileiterverschlüssen und damit zu Unfruchtbarkeit
führen können. Auf dem 13. World Congress on Fertility and Sterility
(IFFS) in Marrakesch/Marokko konstatierten 1989 Experten der Weltgesundheitsorganisation eine weltweite Zunahme von Unfruchtbarkeit
durch diese entzündlichen Erkrankungen. Solche Beckenentzündungen
werden auch verantwortlich gemacht für ektopische oder extrauterine
Schwangerschaften, bei denen der Embryo sich außerhalb der Gebärmutter entwickelt; diese sind lebensgefährlich und machen einen
großen chirurgischen Eingriff erforderlich.

Auch bestimmte Infektionen, die durch Keime (Chlamydien, Kolibakterien, Enterokokken, Neisserien) entstehen, treten bei Pillenanwenderinnen wesentlich seltener und wenn, längst nicht so heftig auf. Man vermutet, daß dabei strukturelle Veränderungen der inneren Schleimhaut
eine gewisse Schutzfunktion ausüben. Allerdings »verhütet« die Pille
keine Infektionen, die beispielsweise durch Geschlechtsverkehr übertragen werden.

Insgesamt also ist die Pille, das sicherste Verhütungsmittel gegen eine
unerwünschte Schwangerschaft, auch für das Gegenteil gut: Wenn eine
Frau zu einem ihr passenden Zeitpunkt schwanger werden will, läuft sie
weniger Gefahr, durch eine vorausgegangene Infektion infertil zu sein,
als eine Frau, die keine Pille nimmt.

Pille und Krebserkrankungen

»Pille verursacht Krebs« – eine Schlagzeile, die in Variationen immer
wieder auftaucht und – verständlicherweise – die Frauen verunsichert
und sogar ängstigt.

Ist die Angst vor (gynäkologischen) Krebserkrankungen durch die Pilleneinnahme berechtigt oder nicht? Oder schützt die Pille sogar vor einigen Krebserkrankungen?

Eierstockkrebs
1977 bereits gab es die ersten Hinweise, daß die Pille vor Eierstockkrebs (Ovarialkarzinom) schützt. Das wurde in der Zwischenzeit durch zahlreiche weitere Studien bestätigt. Auch bestätigen diese Studien, daß dieser Schutz bis zu 15 Jahren nach Absetzen der Pille anhält. In mehreren Studien konnte eine Risikoverminderung um 50 Prozent bei Pillenanwenderinnen nachgewiesen werden. Eine Studie zeigte, daß ein Risiko für das Ovarialkarzinom nach vier Jahren Verhütung mit der Pille halbiert und nach sieben und mehr Jahren um 60 bis 80 Prozent verringert ist.
Bereits in einem 1989 im »British Journal of Obstetics and Gynecology« veröffentlichten Bericht vertrat Professor Vessey die Ansicht, daß die Pille die Todesfälle durch Eierstockkrebs bei Frauen unter 55 Jahren um 25 Prozent vermindert habe. Die Abnahme der Todesfälle stände in Beziehung zur Zunahme der Pillenanwendung.
Bei einer 1992 durchgeführten Analyse von allen epidemiologischen Studien, die zwischen 1970 und 1991 zu diesem Thema gemacht wurden, ließ sich ein relatives Krebsrisiko von 0,64 Prozent aufweisen. Das entspricht einem um 35 Prozent verminderten Risiko durch die Einnahme der Pille, an Eierstockkrebs zu erkranken bzw. Zysten an den Eierstöcken zu bilden.

Gebärmutterschleimhautkrebs
Ebenso ist die Schutzfunktion der Pille vor Gebärmutter(schleimhaut)-krebs (Endometriumkarzinom) ohne jeden Zweifel nachgewiesen. Bereits nach zweijähriger Pilleneinnahme reduziert sich das Risiko – so unter anderem die CASH-Studie – um 40 Prozent. Die Schutzwirkung nimmt auch hier mit Dauer der Einnahme zu und hält noch lange nach Absetzen der Pille an. Diese Ergebnisse wurden in zehn wichtigen Studien bestätigt.
Frauen zwischen 50 und 64 Jahren, die einmal in ihrem Leben mit der Pille verhütet haben, sind offensichtlich im Vergleich zu Frauen, die niemals die Pille genommen haben, auch noch in späteren Jahren vor Gebärmutterschleimhautkrebs geschützt. Das fanden US-Wissenschaftler in einer Fallkontrollstudie an 142 Fällen und über 1000 Kontrollen heraus, über die 1993 im »American Journal of Obstetics and Gynecology« berichtet wurde.

Eindeutig nachgewiesen ist also der Schutz vor Gebärmutterschleimhaut- und Eierstockkrebs durch die Pille. Das Risiko wird etwa halbiert. Der Schutz bleibt in beiden Fällen auch noch lange nach Absetzen der

Pille erhalten. »Dieser Effekt«, so die Professorin Elisabeth Connel von der amerikanischen Food and Drug Administration 1996 auf einem Kongreß in Barcelona, »wird bisher viel zu wenig anerkannt, und das trotz der Tatsache, daß es sich um die einzige uns zur Verfügung stehende Medikation handelt, die das Risiko einer letalen [tödlichen] Erkrankung erkennbar reduzieren kann.«
Die Pille ist das *beste Medikament,* um sich vor einem Eierstockkrebs – der »tödlichsten« Krebserkrankung einer Frau – zu schützen.

Krebs des Gebärmutterhalses
Studien mit dem Ziel, einen Zusammenhang zwischen der Pille und dem Gebärmutterhalskrebs herzustellen, blieben bisher ohne eindeutige Nachweise und sogar widersprüchlich. Nach dem derzeitigen Erkenntnisstand ist einer der Hauptauslöser für Gebärmutterhalskrebs ein sexuell übertragbares Virus, das menschliche Papillom-Virus (human papilloma virus). Da auch das Sexualverhalten eine Rolle spielt – Frauen mit häufig wechselnden Partnern sind entsprechend mehr gefährdet –, ist ein eindeutiger Nachweis äußerst schwierig.
Mit anderen Worten: Die Pille ist in keinem Fall Auslöser für einen Gebärmutterhalskrebs. Erkrankt eine Pillenkonsumentin daran, hat dies andere Ursachen. Einige Vermutungen gehen auch dahin, daß junge Frauen von älteren Männern mit einem Prostataadenom (gutartige Vergrößerung der Prostata = BPH) eher an Gebärmutterhalskrebs erkranken als beispielsweise langjährige (gleichaltrige) Ehefrauen.

Brustkrebs
Brustkrebs und Pille – das ist eine endlose Geschichte. Seit 1988 wurden Studien veröffentlicht, die ein leicht erhöhtes Brustkrebsrisiko (Mammakarzinom) im Zusammenhang mit der Pilleneinnahme andeuteten. Die Ergebnisse waren jedoch widersprüchlich und brachten die Gesundheitsbehörden der USA und Großbritanniens schließlich dazu, eine einheitliche Regelung zu finden: Sie ermutigen Ärzte und Patientinnen, sich weder bei der Verordnung noch bei der Anwendung der Pille irritieren zu lassen, da kein Zusammenhang zwischen Pille und erhöhtem Risiko für Brustkrebs besteht.
Die größte Fallkontrollstudie zur Pille und dem Krebsrisiko, die mehr als 4000 Frauen mit Brustkrebs und 4000 Kontrollen aus acht Staaten der USA einbezog, hatte bereits 1986 keinen Zusammenhang nachweisen können. Es wurde ebenso kein Bezug zwischen der früheren Einnahme der Pille bzw. der Art des Gestagens gefunden.
Inzwischen ist man in der Forschung zu diesem brennenden Problem –

weltweit wird eine beängstigende Zunahme von Brustkrebs verzeichnet – einen Schritt weiter. Aber bedauerlicherweise sind die genauen Ursachen für eine Entstehung von Brustkrebs immer noch nicht bekannt. Weil man nicht nur zwischen einer Krebserkrankung vor der Menopause und einer nach der Menopause unterscheiden muß und zudem zwischen der Sexualhormongabe von Pillen und der von menopausalen Hormonsubstitutionspräparaten, wird zu einem späteren Zeitpunkt noch einmal auf das Mammakarzinom eingegangen.

Folgendes bezieht sich nur auf Brustkrebs bei jüngeren Frauen: Man nimmt an, daß mehrere Faktoren zusammenkommen müssen, um einen Brustkrebs auszulösen: Da wäre als erstes eine gewisse erbliche Anlage (genetischer Faktor); dazu kommen sehr wahrscheinlich Faktoren einer falschen Ernährung mit zu viel Fett; und last, but not least – der Faktor Alkohol.

Neuesten Forschungen zufolge »macht« die Pille keinen Brustkrebs, hat eine Frau jedoch ein genetisches Risiko (5 Prozent für alle Arten von Brustkrebs), so bringt die Pille diese Tatsache etwas eher ans Tageslicht. Denn ein Brustkrebs entwickelt sich nicht von einem Tag zum anderen, sondern diese Folge von Zellveränderungen zieht sich über Jahre hinweg, bis der Arzt überhaupt einen Brustkrebs diagnostizieren kann. Insofern haben Pillenanwenderinnen ein um 1,24 RR (= relatives Risiko) erhöhtes Risiko für ein Mammakarzinom, das nach Absetzen der Pille kontinuierlich zurückgeht und nach zehn Jahren nicht mehr vorhanden ist.

Da das absolute Risiko für einen Brustkrebs im Pillenalter minimal ist, andererseits der Schutz vor einem Eierstockkrebs bis 15 Jahre nach der Pilleneinnahme sicher nachgewiesen wurde, plädiert der Onkologe (Krebsforscher) Prof. Dr. W. Jonat aus Kiel (1997) für ein rationales Verhalten: »Der minimale Nachteil beim Mammakarzinom wird durch diesen extremen Vorteil mehr als ausgewogen. Der Einsatz hormoneller Kontrazeptiva sollte deshalb in keiner Weise durch eine (Brust-)Krebsangst eingeengt werden.« So bewertete er aufgrund seiner Forschungen das Risiko von Brustkrebs bei Pilleneinnahmen folgendermaßen:

◆ Die Dauer der Pilleneinnahme spielt keine wesentliche Rolle.
◆ Das Alter bei Beginn der oralen Kontrazeption scheint insofern einen Einfluß zu haben, als das Risiko etwas höher liegen dürfte, wenn der »Startpunkt« vor dem 20. Lebensjahr liegt.
◆ Der Zeitraum seit der Ersteinnahme ist von untergeordneter Bedeutung.
◆ Die Östrogendosis hat ebenfalls keine Bedeutung.
◆ Das relative Risiko (RR) für derzeitige Anwenderinnen beziffert Jonat auf 1,24.

◆ Ein bis vier Jahre nach Absetzen fällt dieser Wert auf 1,18, 10 Jahre
  danach auf den Normalwert (RR 1,0).

Auf der anderen Seite stellte sich in den zahlreichen Studien zum be-
fürchteten Brustkrebsrisiko heraus, daß schätzungsweise die Hälfte bis
drei Viertel aller gutartigen (benignen) Brusterkrankungen, unter denen
etwa 50 Prozent der Frauen irgendwann leiden, durch die Pille verhindert werden, beispielsweise Fibroadenome und Fibrozysten.

Die Pille für Haut und Haare

Man hat sie oder man hat sie nicht – die berühmte positive Ausstrahlung.
Wie entsteht eine positive Ausstrahlung? Die Eigenschaften, die sie beeinflussen bzw. auslösen, sind äußerst vielfältig. Sicher gehört dazu ein
gewisses »Strahlen« von innen heraus, das durch Zufriedenheit, Selbst-
sicherheit und positiver Einstellung geprägt ist. Doch auch das Äußere
spielt eine wichtige Rolle, weniger die Kleidung, sondern mehr das gesamte, also auch körperliche Erscheinungsbild. Und das wird in vieler
Hinsicht durch Hormone bestimmt.
Wir wissen bereits, daß diese teilweise auch für Haut und Haare zuständig sind. Gerade jüngere Frauen, ganz besonders während der Pubertät, leiden oft unter Problemen mit Haut und Haaren: unter fettiger
Haut (Seborrhoe), Akne, Haarausfall bzw. Haarausdünnung (Alopezie)
oder dem Gegenteil, an übermäßiger Behaarung (Hirsutismus).
Ab der Menarche entsteht bei jedem jungen Mädchen eine leichte bis
mittelstarke »Vermännlichung« (Androgenisierung), die sich durch übermäßig fette, »talgige« Haut und durch Akne bemerkbar machen kann;
an den Haaren gelegentlich durch Haarverlust oder – wie möglicherweise auch in der Menopause – durch übermäßige Behaarung. Diese
»Übermacht« des Anteils von männlichen Geschlechtshormonen entsteht in der Pubertät durch Schwankungen bei der Produktion der einzelnen Sexualhormone, in der Menopause durch eine unausgeglichene
Balance als Folge des Östrogenabfalls.

Akne
Die ersten »Mitesser« (Komedonen) können sich als Zeitbombe entpup-
pen. Dann nämlich, wenn sie sich tief in die Haut eingraben, sich ent-
zünden und irgendwann explodieren. Das hat dann absolut nichts mehr
mit sogenannten Pubertätserscheinungen oder unreiner Haut zu tun.

Diese Art der Akne ist keine Bagatelle mehr, sondern eine wirklich ernst zu nehmende Hauterkrankung. Vor allem sollten die Betroffenen dann nicht selbst mit kosmetischen Wässerchen, Stiften, Salben, Cremes, Gels oder Puder herumexperimentieren, sondern zum Arzt gehen und sich fachmännisch behandeln lassen. Leider machen das nur etwa 10 Prozent.

Man könnte jetzt sagen, jeder Teenie bekommt irgendwann mal »Pickel«, der eine mehr, der andere weniger. Aber das Bild einer Erkrankung an Akne variiert von Komedonen, im Volksmund »Mitesser«, über Pickel, Pusteln und hin bis zu tief in die Haut reichenden Abszessen. Was man dabei nicht vergessen sollte – Akne hinterläßt nicht nur Narben auf der Haut, sondern auch schwere Störungen in der Seele. Denn gerade junge Menschen, die in diesem Alter erste Erfahrungen in Sachen Liebe und Leben machen, verzweifeln dann leicht wegen ihres »unästhetischen« Aussehens, empfinden sich verabscheuenswert und als Außenseiter.

Warum jemand Akne bekommt, hat verschiedene Ursachen, die noch nicht alle bekannt sind. Zunächst besteht eine erbliche Disposition, das heißt, wenn einer oder beide Elternteile unter Akne litten, tun dies mit ziemlicher Sicherheit die Kinder ebenfalls. Dazu kommt eine Verhornungsstörung der Haut, ein gesteigerter Talgfluß, was zu »Mitessern« und »Pickeln« führt, und meist noch eine Entzündung durch eingedrungene Bakterien. Hoher Alkoholkonsum läßt die Haut zusätzlich »blühen«. Auch Stress kann zur Verschlimmerung einer Akne beitragen – und oft löst gerade den das unschöne Hautbild aus.

Was haben die Hormone und speziell die Androgene damit zu tun? Nicht nur das Wachstum unsere Haare (auf das wir gleich zu sprechen kommen), sondern auch die Verhornung des Haartrichters, den man übrigens ebenfalls Follikel nennt, werden von den Geschlechtshormonen reguliert; ebenso die Produktion des Talgs. Androgene und speziell freies Testosteron (im Blutserum) stimulieren die Talgproduktion und lassen den oberen Teil des Haarfollikels verhornen. Östrogene dagegen bremsen die Produktion von Talg in den Talgdrüsen. Wie stark so eine Einheit von Haar und Talgdrüse auf die männlichen und weiblichen Hormone reagiert, ist in der Erbanlage festgelegt.

Reagiert nun die »Pore« auf die männlichen Geschlechtshormone – egal, ob beim jungen Mann oder beim Mädchen – mit verstärkter Hornbildung, so verschließt sie sich. Es entsteht ein »Mitesser«. Je nachdem, ob diese Verstopfung als schwarzes Pünktchen zu sehen ist oder als weißliche kleine Zyste, spricht der Arzt von schwarzen (offenen) oder weißen (geschlossenen) Komedonen, wobei es sich bei den dunklen

»Mitessern« nicht um Schmutz handelt, sondern um Pigmentierungen. Die Verstopfung der Pore führt zu einem immer größeren Rückstau in der Talgwand. Irgendwann wird der Druck auf die Talgwand zu stark, sie platzt, das Talgfett tritt in die Umgebung aus.

Ohne die androgenvermittelte Überfunktion der Talgdrüsen kommt es nicht zum Ausbruch der Akne, denn die Verhornungen, die Komedonenbildung und die Besiedelung mit (Propioni-)Bakterien entstehen erst infolge der Talgüberproduktion.

Mädchen und junge Frauen haben es mit der Behandlung einer Akne wesentlich einfacher als junge Männer. Bei ihnen genügt es meist – wie klinische Studien zeigen –, die Überfunktion der Androgene, speziell des Testosterons, zu bremsen, etwas, was beim Mann verständlicherweise nicht nur schwierig, sondern gefährlich wäre.

Was eigentlich zur Schwangerschaftsverhütung gedacht ist – die Pille nämlich –, eignet sich auch optimal zur Verbesserung der Haut. In verschiedenen Studien wurde nachgewiesen, daß die Pille, und speziell solche Pillen, die bestimmte Gestagene enthalten (Abkömmlinge des Hydroxyprogesterons Chlormadinonacetat = CMA und Cyproteronacetat = CPA), effektiver gegen Akne eingesetzt werden können als sämtliche anderen Präparate, denn sie haben weitaus weniger Nebenwirkungen.

Hilfreich gegen Akne sind auch kurze und leichte Bestrahlungen mit ultraviolettem Licht. Die beste »Therapie« gegen Akne ist freilich eine Schwangerschaft. Der Körper produziert dann nämlich riesige Mengen weiblicher Hormone – und die können die Haut frisch, rosig und glatt machen.

Ein eindeutiger Zusammenhang zwischen Ernährung und Akne besteht zwar nicht, aber Hautärzte empfehlen: möglichst auf Zitrusfrüchte wie Orangen, Grapefruits und Zitronen verzichten, auch auf Schokolade und Kakao sowie auf scharfe Gewürze und sehr fettes Fleisch. Zu viel Kaffee ist ebenfalls nicht besonders gut, gleiches gilt für Alkohol. Dagegen verbessern frisches Obst und Gemüse, vitamin- und eiweißreiches Essen, viel frische Luft und ausreichend Schlaf das Hautbild.

Zurück zur Pille: Bei Akne hilft sie, indem sie durch ihren Anteil an Östrogenen den Überschuß von Androgenen reduziert, besonders wenn sie auch noch androgenetisch nicht wirksame Gestagene enthält.

Seborrhoe

Die andere, bereits erwähnte androgene Störung ist die Seborrhoe, der medizinische Ausdruck für eine gesteigerte Talgabsonderung der Haut und eine daraus resultierende übermäßige Entwicklung des Fettmantels

der Oberhaut. Die Folge: Haut und auch Haare sind fett und wirken speckig. Eine überfette Haut neigt an Stellen wie in den Achselhöhlen oder im Nacken außerdem zu Ekzemen. Die Ursache dafür ist wie bei der Akne eine hormonelle Stimulation der Talgdrüsen durch eine zu hohe Testosteronbildung; deswegen findet man häufig die Kombination Akne und Seborrhoe.
Auch hier hilft am besten die Pille mit ihrer Östrogen-Gestagen-Kombination. Eine etwa 50prozentige Besserung tritt erfahrungsgemäß nach drei Zyklen ein, nach neun Monaten liegt die Abheilungsrate bei etwa 90 Prozent.

Hirsutismus und Alopezie

Unter Hirsutismus (das Wort kommt von borstig, struppig, rauh) versteht man eine starke Behaarung am Körper und möglicherweise sogar im Gesicht einer Frau. Die Behaarung ähnelt der eines Mannes, besonders im Bereich der Schamhaare, aber auch an Brust und Hals. Die normale androgenabhängige Behaarung der Frau beschränkt sich nämlich nur auf Schambereich und Achselhöhlen. Eine übermäßige Androgenausschüttung oder gestörte Östrogen-Androgen-Balance stimuliert dagegen das Haarwachstum im Gesicht, vor allem an den Schläfen – nicht am Vorderhaupt – hinunter über Wangen, Kinn, Oberlippe, aber auch an den Extremitäten. Es kommt zur Umwandlung des kosmetisch unauffälligen Flaumhaares, das Frauen normalerweise haben, in dickeres, dunkler pigmentiertes Haar; es kommt außerdem zu einer Verlängerung des Haarzyklus sowie zu größerer Wachstumsgeschwindigkeit im Haarfollikel. Frauen mit Hirsutismus neigen gleichzeitig zu Akne und Seborrhoe. Hirsutismus gilt als schwer behandelbar, und die Patientin spricht meist erst nach einer langwierigen Therapie an. Mit Pillen, welche die Östrogen-Gestagen(CMA/CPA)-Kombination enthalten, kann in den meisten Fällen nach etwa drei Monaten mit den ersten Besserungen gerechnet werden, nach etwa neun Monaten ist bei der Hälfte der Fälle die unschöne Gesichtsbehaarung verschwunden.
Eine übermäßige Testosteronproduktion kann auch genau die entgegengesetzte Wirkung erzeugen, eine Alopezie, im Volkmund gelegentlich »Fuchsräude« genannt. Diese Frauen haben einen krankhaften Haarausfall bis zur Glatzenbildung. Dabei treten zwei Formen von Alopezie auf: einmal die diffuse Lichtung des Haares, vor allem im Bereich des Scheitels, die hinter der Stirnhaargrenze beginnt und bis hinter den Wirbel reicht; meist ist damit eine Seborrhoe verbunden; oder seltener eine totale Glatzenbildung wie bei einem Mann. Wir haben ja bereits erfahren, daß die Androgene auch beim Mann für den Haarwuchs – oder

Nicht-Wuchs – verantwortlich sind. Während es für den Mann so gut wie keine Präparate gegen Alopezie gibt, hilft bei den Frauen ebenfalls die Pille mit ihrer Östrogen-Androgen-Kombination. Allerdings sind an der Alopezie der Frau nicht allein die Hormone schuld. Mitausschlaggebend sind auch eine genetische Veranlagung und eventuell psychische Faktoren.

Eine Variante der Alopezie ist die sogenannte Alopecia climacteria, der Ausfall von Kopfhaaren bei Frauen in den Wechseljahren als Folge der hormonellen Veränderungen. Diese Frauen werden nicht mit der sogenannten Antibabypille behandelt, sondern mit speziell auf diese Lebensphase abgestimmten Hormonpräparaten, auf die wir später noch eingehen werden.

Pille und Stoffwechsel

Die Pille sollte nicht nur verläßlich, sondern auch verträglich sein und möglichst keine schädlichen Nebenwirkungen verursachen. Immer wieder brachte man die Pille in Zusammenhang mit dem Fettstoffwechsel und folglich mit Herz- und Kreislauferkrankungen. Die Zusammensetzung der oralen Kontrazeptiva, der Pille also, hat sich seit ihren Anfangszeiten ständig verändert. Weil ein Zusammenhang zwischen dem Östrogengehalt der Pille und einer verstärkten Gerinnungsneigung (Hyperkoagulabilität) des Blutes und deswegen die Gefahr einer Thrombenembolie (Verstopfung eines Gefäßes durch einen Blutpfropf) befürchtet wurde, reduzierte man im Laufe der Jahre mehr und mehr den Anteil der Östrogene und in geringerem Umfang auch der Gestagene. Erst nachdem erkannt wurde, daß sich der Gestagenanteil negativ auf den Lipoproteinstoffwechsel (Fett-Eiweiß-Stoffwechsel) auswirkt, wurde die Gestagendosis noch mehr reduziert bzw. weniger androgen wirkende und in Hinblick auf den Lipoproteinstoffwechsel neutrale Gestagene eingeführt.

Dazu muß man wissen, daß einige körpereigene Hormone einen Einfluß auf den Stoffwechsel haben, etwa das in den Eierstöcken gebildete Östrogen. Es erhöht den HDL-Spiegel und vermindert das LDL. Die männlichen Hormone, die Androgene, wirken umgekehrt: Sie vermindern das HDL und erhöhen das schlechte LDL. Dies ist der Grund, warum Frauen bis zu den Wechseljahren – im Gegensatz zu Männern – im Prinzip über einen natürlichen Herzschutz verfügen. Stoffwechselstudien haben nun gezeigt, daß einige in Pillenpräparaten enthaltene Gestagene ähnlich wie die männlichen Hormone wirken, andere wiederum nicht. Erstere sind die bereits erwähnten »androgenen« Gestagene.

Es ist inzwischen allgemein bekannt, daß Cholesterin einer der Hauptrisikofaktoren für einen Infarkt ist – sowohl am Herzen wie auch am Hirn – sowie für die Entstehung von koronaren Herzerkrankungen (KHK). Nun ist Cholesterin nicht gleich Cholesterin. Immer wieder wird vor cholesterinhaltigen Lebensmitteln gewarnt, aber eine bestimmte Menge an Cholesterin benötigt der Körper: Denn unter anderem liefert Cholesterin das Grundgerüst für verschiedene Hormone wie Nebennierenhormone und Geschlechtshormone sowie für den Hormonstoffwechsel. Diese Menge Cholesterin kann der Körper jedoch selbst herstellen. Gefählich wird es erst, wenn dem Körper von außen durch die Nahrung zu viel zusätzliches Cholesterin zugeführt wird. Das Cholesterin, welches im Blut schwimmt, unterteilt man – vereinfacht – in sogenannte Lipoproteine (Fett-Eiweiß-Verbindungen) hoher Dichte (High Density Lipoprotein = HDL) und Lipoproteine niedriger Dichte (Low Density Lipoprotein = LDL). LDL transportiert überschüssiges Cholesterin in die Arterienwände, lagert es ab, und die Arterienverkalkung (Atherosklerose bzw. Arteriosklerose) nimmt ihren Lauf. Durch diese Plaques werden die Arterienwände nicht nur geschädigt, sondern die Arterien selbst werden immer undurchlässiger und unelastischer, bis sie schließlich den versorgenden Blutstrom total blockieren. Löst sich so ein Plaque von der Gefäßwand, reißt diese dabei leicht ein, und es kommt zu einem Blutgerinnsel. Das, was sonst unser Leben rettet, nämlich daß eine Blutung »gerinnt« (u. a. durch eine Ansammlung von Blutplättchen) und die Wunde möglichst schnell geschlossen wird, erweist sich hier als fatal. Dieses Gerinnsel (Thrombus) stoppt die Durchblutung, der Infarkt beginnt. Das abgelöste Plaque kann außerdem im Blutstrom als Embolus weiterschwimmen und beispielsweise diese oder eine andere eine Arterie, die das Herz mit Nährstoffen und vor allem Sauerstoff versorgen soll, blockieren (Embolie). In kurzer Zeit sterben die Zellen des nicht versorgten Teils ab, es hat einen Infarkt gegeben. Ähnliches kann auch beim Gehirn passieren, der Betroffene erleidet dann einen Hirninfarkt oder Schlaganfall.*

Die heute auf dem Markt angebotenen oralen Kontrazeptiva haben nur sehr geringe Auswirkungen auf den Lipoproteinstoffwechsel. Meistens erhöhen sie in der ersten Zeit der Einnahme für kurze Zeit geringfügig das LDL und senken das HDL, was sich jedoch nach kürzester Zeit um-

---

* vgl. Helga Vollmer: Herzinfarkt und Schlaganfall, München 1995, sowie: Der weibliche Infarkt: Risikofaktor Nr. 1, Berlin 1998

kehrt. Darüber hinaus könnte die gefäßwandschützende Wirkung von Östrogen jedem nachteiligen Effekt auf die zirkulierenden Lipoproteine, der durch die Einnahme der Pille verursacht wird, entgegenwirken. Diese Erkenntnisse im Zusammenhang mit der Pille können nicht auf die Hormonersatztherapie übertragen werden. Deswegen werden wir in jenem Kapitel nochmals auf den Fettstoffwechsel eingehen.

Zum Thema Pille und Stoffwechsel sei zusammenfassend folgendes gesagt:
Die in den modernen Pillen kombinierten Östrogene und Gestagene bergen die Gefahr einer Störung des Fettstoffwechsels nicht mehr. Entsprechend ist das vieldiskutierte »Thromboserisiko« der heutigen Pillen entsprechend gering und steht in absolut keiner Relation zu den unterschiedlichen und bereits geschilderten Problemen, die durch eine Nichteinnahme der Pille entstehen und durch die Einnahme der Pille verhindert werden können. In mehreren Studien wird wissenschaftlich eindeutig nachgewiesen, daß die Einnahme der modernen Mikropillen sogar das HDL-Cholesterin und damit die Schutzwirkung vor arteriosklerotischen Gefäßveränderungen steigern und gleichzeitig das gefährliche LDL-Cholesterin etwas senken kann. Die Pillen der heutigen, der dritten Generation, so hat man ebenfalls festgestellt, haben kaum und vor allem keine langfristigen Auswirkungen auf den Kohlenhydratstoffwechsel. Da man inzwischen weiß, daß eine Zunahme der Herz- und Kreislauferkrankungen von der Höhe des »guten« HDL-Cholesterins abhängt – je höher der HDL-Spiegel, desto geringer das Erkrankungsrisiko –, verwendet man für die Pillen der dritten Generation nur noch die neuen Gestagene Desogestrel oder Gestoden. Minimale Veränderungen normalisieren sich wieder sofort nach Absetzen der Pille, was besonders für zuckerkranke Frauen wichtig ist. Diabetikerinnen müssen jedoch zu ihrer eigenen Sicherheit ständig ärztlich überwacht werden, wenn sie die Pille nehmen.
Frauen mit einem sehr schweren Diabetes, der bereits zu Gefäßveränderungen geführt hat, müssen allerdings auf die Pille verzichten.

Thromboserisiko bei Frauen

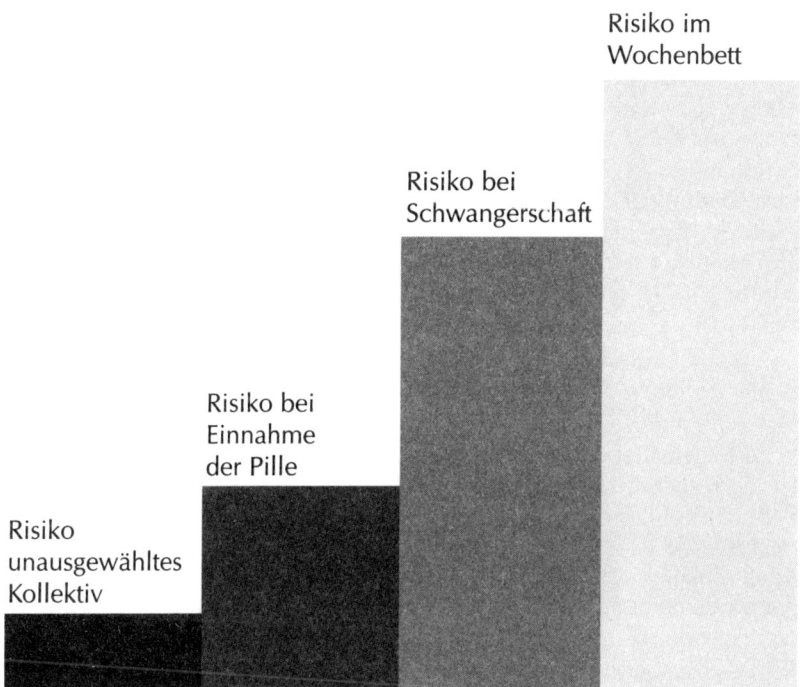

© Organon

Der europäische Pillenkrieg

Eine erneute »Pillenangst« machte sich im Sommer 1995 in Europa breit, als die Ergebnisse einer noch nicht publizierten Studie plötzlich durch die Zeitungen geisterten. Diese Studie (»Collaborative Study«), die von der Weltgesundheitsorganisation in 21 Zentren in 17 Ländern durchgeführt worden war, sollte auf einem Treffen von Gesundheitsämtern und Vertretern von Pillenherstellern diskutiert werden. Nach dieser Studie hätten Frauen, die Pillen der dritten Generation anwenden, möglicherweise ein höheres Thromboserisiko (Venenthrombose) als Frauen, die Pillen der zweiten Generation anwenden. Im Herbst 1995 bewirkte die »Collaborative Study« zusammen mit zwei weiteren unveröffentlichten Studien (»Boston Collaborative Drug Surveillance Program« und »Transnational Study«) die Entscheidung des britischen Gesundheitsamtes CSM, die Verschreibung von Pillen der dritten Generation einzuschränken. Es erschien dann dazu noch die »Leiden Thrombophilia Study«.

Bemerkenswert ist, daß das CSM die Europäische Gesundheitsbehörde zwar ersuchte, diese Angelegenheit zu prüfen, aber bereits vorher beschlossen hatte, die Anwendung dieser Dritten-Generation-Pillen einzuschränken. In einer außerplanmäßigen Konferenz Ende Oktober 1995 kam die Europäische Gesundheitsbehörde zu der Feststellung, daß noch mehr Studien benötigt werden, bevor man sich dieser Entscheidung anschließen könne. Weder diese Behörde noch die Food and Drug Administration in den USA sprachen irgendwelche Empfehlungen für oder gegen die Verordnung dieser Pillen aus. Dennoch ordnete die deutsche Gesundheitsbehörde (BfArM) Anwendungseinschränkungen an. Die Behörden Norwegens verkündeten – übrigens aufgrund von nicht signifikanten Zahlen –, daß Dreistufen-Pillen am sichersten sind, gefolgt von Einphasen-Pillen der zweiten Generation und dann von Pillen der dritten Generation.

Behörden und Ministerien der restlichen Welt – also u. a. weder Österreich noch die Schweiz oder Frankreich – sahen irgendeinen Grund, die Anwendung von Pillen der dritten Generation mit Einschränkungen zu belegen.

Die Europäische Gesundheitsbehörde wollte keine voreiligen Entscheidungen treffen und berief für Ende Oktober 1995 ein außerordentliches Meeting von Forschern, Herstellern und Experten ein. Am Ende dieses Treffens wurde ein Positionspapier verfaßt, das folgende Hauptpunkte enthielt:

◆ Nach einer wohlerwogenen Nutzen/Risiko-Darstellung betrachtete es die Europäische Gesundheitsbehörde nicht als angemessen, bezüglich Desogestrel- oder Gestoden-haltiger oraler Kontrazeptiva in irgendeiner Form aktiv zu werden.

◆ Untersucher, die an den betreffenden Studien beteiligt waren, wurden ersucht, innerhalb der nächsten drei bis vier Monate weitere Daten (über Herzinfarkt- und Schlaganfall-Risiko) zu liefern.

◆ Die europäische Gesundheitsbehörde wollte dieses Material im Frühjahr 1996 prüfen.

Die drei größten Hersteller oraler Kontrazeptiva (Organon, Schering und Wyeth-Ayerst) sowie einige unabhängige Experten untersuchten die Studien erneut und kamen zu dem Schluß, daß der Zusammenhang zwischen Pillen der dritten Generation und einem erhöhten Thromboserisiko in den Studienergebnissen nicht in Einklang zu bringen ist, biologisch nicht plausibel ist und sich durch Fehler und Verfälschungen erklären läßt. Was war passiert, wie kam es zu den Ergebnissen dieser neuen Studien?

Aufschluß gab sozusagen eine Studie (Farmer et al. 1997) über die Studien, die einmal mehr beweist, wie sorgfältig man Studien und auch Statistiken angehen muß:

Ein Faktor, in dem sich die Anwenderinnen von Produkten der zweiten und dritten Generation besonders unterschieden, war das Alter. Nun ist bekannt, daß schon allein das Alter das Thromboserisiko stark beeinflußt. Als man die Gruppen hinsichtlich des Alters wirklich vergleichbar machte, stellte sich heraus, daß die Pillen der dritten Generation nicht mit einem erhöhten Thromboserisiko verbunden waren. Dazu kamen die Ergebnisse einer Untersuchung über die Verordnungsmethoden der verschreibenden Ärzte: Es stellte sich heraus, daß gerade die Pillen der dritten Generation häufiger (71 Prozent) bei Frauen mit Risikofaktoren für eine Thrombose oder kardiovaskuläre Erkrankung verordnet wurden als Produkte der zweiten Generation (19 Prozent). Natürlich traten dann in diesen sogenannten Risikogruppen auch bei Pillen der dritten Generation häufiger Thrombosen auf als bei Nicht-Risikogruppen und Pillen der zweiten Generation.

Außerdem hatten die Anwenderinnen der Zweiten-Generation-Pille ihr Präparat wesentlich länger eingenommen als die Frauen der Dritten-Generation-Pillen, die es ja noch nicht so lange gibt. Dabei stellte sich heraus, daß die Thromboserate bei der zweiten Pillengeneration zurückgegangen war. Das heißt, die Präparate wurden, obwohl man sie nicht veränderte, mit der Zeit verträglicher.

Es wurden noch zahlreiche andere Untersuchungen durchgeführt, um Bias (darunter versteht man systematische Fehler oder Verzerrungen im Design, in der Durchführung oder in der Analyse einer Studie, welche die Abschätzung der Auswirkung einer Einflußgröße auf das Krankheitsbild beeinträchtigen) auszuschalten, und kam zu folgendem Ergebnis:

◆ Es gab keine Unterschiede hinsichtlich des Thromboserisikos zwischen Pillen der zweiten und der dritten Generation.

◆ Das Risiko eines akuten Herzinfarktes ist unter den Pillen der dritten Generation signifikant niedriger als bei denen der zweiten Generation.

Die neu dazu gewonnenen Erkenntnisse wurden von der deutschen BfArM bis heute kaum berücksichtigt, ihre Entscheidung für eine Anwendungseinschränkung bei Pillen der dritten Generation beruht nach wie vor auf den »Daten« der ersten drei Studien.

◆ Orale Kontrazeptiva (»Pillen«) der dritten Generation dürfen weiterhin Frauen unter 30 Jahren, wenn sie erstmalig die Pille einnehmen wollen, nicht verordnet werden.

◆ Allerdings sieht das BfArM »keinen Grund dafür, daß Frauen, die gegenwärtig orale Kontrazeptiva der dritten Generation verwenden, zu anderen Präparaten wechseln«.

◆ Darüber hinaus räumt das BfArM (1997) ein, daß orale Kontrazeptiva der dritten Generation vermutlich ein verbessertes Nutzen-Risiko-Profil haben, da sie mit einem geringeren Herzinfarktrisiko verbunden seien.

Schnodderig ausgedrückt: Man kann sich nur an den Kopf langen ob solcher Gummitaktiken einer Behörde, des deutschen Bundesinstituts für Arzneimittel und Medizinprodukte, dessen oberste Aufgabe es sein sollte, den Verbraucher zu schützen und dem Arzt zu helfen.

Folgendes hat das BfArM jedoch geschafft:

◆ Die Frauen völlig zu verunsichern, da auch noch ständig wechselnde Meldungen zum »Pillenverbot« in den Medien erschienen.

◆ Die Ärzte zu verunsichern, die wider besseres Wissen zu einer Pauschalverordnung anstatt zu einer individuellen und auf die Patientin abgestimmten Verordnung gezwungen werden.

◆ Die Zahl der Abtreibungen rapide in die Höhe schnellen zu lassen – um 6 Prozent –, wobei das Gesundheitsrisiko einer Abtreibung (und auch das einer Schwangerschaft) um ein vielfaches höher ist als das Thromboserisiko durch die Pille (3 Fälle pro 10 000 Frauen pro Jahr).

»Durchblick«, eine kostenlose Info-Helpline der Firma Organon (Unterschleißheim bei München, Mo–Fr 15–17 Uhr, Tel. 01 30/34 31) verzeichnete in den ersten Wochen der erneuten »Pillendiskussion« Tausende von Anrufen verzweifelter, verunsicherter und verstörter Menschen.*

»Nun entscheiden Sie bitte selbst!«
Ein Interview mit Prof. Zahradnik

Universitätsprofessor Dr. med. Hans Peter Zahradnik, tätig am Klinikum der Albert-Ludwigs-Universität, Abteilung Frauenheilkunde und Geburtshilfe in Freiburg/Br., hat sich unter anderem auf das Gebiet der Hormonforschung spezialisiert und besonders auf »die Pille«.

* Das BfArM hat am 19. Dezember 1997, knapp vor Redaktionsschluß dieses Buches, seine Einschränkung wieder aufgehoben: Antibabypillen mit dem Wirkstoff Desogestrel »dürfen« nun auch wieder zur Erstverordnung Frauen unter 30 Jahren verschrieben werden.

Frage: Herr Professor Zahradnik, kann sich jedes Mädchen oder jede junge Frau die Pille verschreiben lassen, oder gibt es Gründe, warum jemand die Pille nicht nehmen darf?

Zahradnik: Prinzipiell kann jede Frau die Pille nehmen – es sei denn, es bestehen bei ihr absolute Gegenanzeigen, wie sie in der Packungsbeilage der verschiedenen Präparate beschrieben sind. Bei sogenannten relativen Gegenanzeigen muß der Arzt zusammen mit der Frau die Entscheidung treffen und zwischen Nutzen und Risiko abwägen.

Frage: Welches ist altersmäßig der früheste Zeitpunkt, an dem ein Mädchen mit der Pille anfangen darf? Kann sie praktisch sofort nach der Menarche die Pille nehmen?

Zahradnik: Im Prinzip dann, wenn sie eine sichere Verhütung braucht. Wenn möglich, sollte man jedoch den individuellen Zyklustyp sich einspielen lassen, um dann die richtige Pille geben zu können. Z. B. sollte ein junges Mädchen mit Oligomenorrhoe und Akne, bei der der Verdacht auf eine »Hyperandrogenämie« besteht, eher anti-androgenhaltige Pillen bekommen. Hat sie regelmäßige Zyklen, so kann jede Pille verordnet werden.

Frage: Sind alle Pillenpräparate gleich oder gibt es »Pillen« speziell für junge Mädchen, junge Frauen und ältere Frauen?

Zahradnik: Nein, das sind sie nicht. So haben jüngere Frauen häufiger Dysmenorrhoe – dagegen helfen alle Pillen. Oft haben sie aber zudem Akne, Seborrhoe und ähnliches, also einen (zeitweiligen) Überschuß an Androgenen. In diesen Fällen sollten anti-androgenhaltige Präparate bevorzugt werden (z. B. Neo-Eunomin, Belara, Diane 35, Valette). »Ältere« Frauen, so um die 40, sollten wegen eines relativ erhöhten kardiovaskulären Risikos möglichst niedrig dosierte Ethinylestradiol-Pillen einnehmen. Zusätzlich sollte das Gestagen speziell im Gerinnungs- und Lipidbereich neutral sein; also beispielsweise Leios, Lovelle, Mercilon, Belara, Miranova, Valette usw.

Frage: Beeinflußt die Einnahme der Pille – positiv oder negativ – die hormonelle bzw. körperliche Entwicklung bei einem Mädchen oder einer jungen Frau, die ja erst mit Anfang 20 abgeschlossen ist?

Zahradnik: Nein, am ehesten wird sie durch die »sexuelle Reifung« beeinflußt werden.

Frage: Kann die längere Einnahme der Pille eine spätere Schwangerschaft – positiv oder negativ – beeinflussen?

Zahradnik: Nein, weder – noch.

Frage: Wenn eine Frau sich ein Kind wünscht und bisher die Pille genommen hat, soll sie nach Absetzen der Pille noch für einige Zeit auf andere Weise verhüten oder kann sie gleich ihren Kinderwunsch »in die Tat« umsetzen?

Zahradnik: Sie kann ruhig umgehend »zur Tat schreiten«. Wenn eine Ovulation (Eireifung) eintritt, dann sind auch alle Chancen gegeben – wie bei Frauen, die keine Pille eingenommen haben.

Frage: Bis zu welchem Alter kann und darf eine Frau die Pille nehmen? Soll sie im Anschluß daran sofort auf ein Menopausenpräparat umstellen oder eine »Hormonpause« machen?

Zahradnik: Eine moderne Mikropille kann bis zum 50. Lebensjahr genommen werden. Dann sollte man etwa ein bis zwei Monate pausieren, um zu sehen, ob klimakterische Beschwerden eintreten. Wenn ja, käme nun eine Hormonersatztherapie in Frage.

Frage: Spielen die verschiedenen Östrogene und/oder Gestagene in den Pillen eine wesentliche Rolle für die Anwenderin?

Zahradnik: Ja! Als Östrogenbestandteil wird jedoch nur noch das Ethinylestradiol verwendet. Wenn man den epidemiologischen Daten glauben kann, denke man nur an die sehr ausgedehnte Diskussion um die Gestagene der 2. und 3. Generation. Außerdem werden natürlich auch die zuvor erwähnten anti-androgenwirksamen Gestagene therapeutisch eingesetzt.

Frage: Womit wir bei einem Thema wären, was nach wie vor viele Frauen und manche Ärzte verunsichert: Es gab und gibt seit Sommer 1995 wieder einmal eine »Pillenkrise«, die noch nicht total beendet ist und aufgrund derer in drei europäischen Ländern (Deutschland, England und Norwegen) seitens bestimmter Behörden die Pille »neu bewertet« und »Empfehlungen« ausgesprochen wurden. Ist dies für die Frauen relevant oder nur Panikmache?

Zahradnik: Die Zahlen, um die es sich handelte, waren klinisch nicht relevant!

Das heißt: 1 von 10 000 Frauen ohne Pille bekommt eine tiefe Venenthrombose; 2 von 10 000 Frauen bekommen sie, wenn sie eine Pille mit einem Gestagen der 2. Generation einnehmen, z. B. Levornogestrel; 4 von 10 000 Frauen bekommen sie, wenn sie ein Gestagen der sogenannten 3. Generation einnehmen, z. B. Desogestrel oder Gestoden. Nun entscheiden Sie bitte selbst!

Herr Professor Zahradnik, herzlichen Dank für das informative Gespräch.

Hormone zur Erfüllung des Kinderwunsches

Kinderkriegen – so sollte man meinen – gehöre zu den wenigen Fertig-keiten, die die Menschheit seit Adam und Eva perfekt beherrscht. Bei fünf von sechs Paaren in der Industriegesellschaft klappt das ja auch. Doch rund 15 Prozent aller Verheirateten leiden unter unerfülltem Kin-derwunsch, und die Zahl scheint zuzunehmen. Denn leider klappt »in der Natur« doch nicht immer alles »natürlich«.*

Normalerweise besteht beim Geschlechtsverkehr während des frucht-baren Teils des Zyklus die Chance von 1:4, ein Kind zu zeugen. Früher gab man fast immer der Frau die Schuld, wenn »es« nicht klappte, eben-so, wenn sie statt des erwünschten Sohnes eine Tochter gebar. Selbst heute spuken diese Ideen – leider – noch in manchen Köpfen, vorzugs-weise männlichen Köpfen, herum.

In unseren Breiten wissen oder ahnen zumindest die meisten Männer, daß »es« auch an ihm liegen kann, wenn bei einem Paar der Nach-wuchs ausbleibt, oder auch daran, daß die beiden nicht miteinander »harmonisieren«, was heißt, daß sie mit einem jeweils anderen Partner Kinder bekommen könn(t)en.

In der Therapie von Fruchtbarkeitsstörungen bei der Frau hat die Medi-zin in den vergangenen 30 Jahren rasante Fortschritte gemacht: Mit Hor-monpräparaten lassen sich hormonelle Störungen und Defizite ausglei-chen. Medikamente zur Auslösung des Eisprungs haben erstmals Mut-terträume für anovulatorische Frauen (Frauen ohne Eisprung) wahr wer-den lassen; mikrochirurgische und endoskopische Eingriffe ermöglichen die funktionsgerechte Korrektur genitaler Fehlbildungen oder sogar eine Wiederherstellung der Fruchtbarkeit nach (krankheitsbedingter) Sterilität (Refertilisation).

Die Entwicklung medikamentöser Behandlungsformen für eine nicht ausreichende Fruchtbarkeit (Subfertilität) hinkt beim Mann dagegen deutlich hinterher. Obwohl inzwischen auch dafür operative Verfahren und mikrochirurgische Techniken entwickelt wurden, kommen sie meist nur für ausgesuchte Fälle in Betracht. Deswegen gilt immer noch der

---

* vgl. Helga Vollmer: Warum bekommen wir kein Kind?, München 1996

zwar scherzhaft gemeinte, aber mit einem Körnchen Wahrheit verbundene Spruch: Die beste Therapie der männlichen Sterilität ist die optimale Behandlung der Frau.
Was bedeuten die Begriffe Infertilität oder Sterilität genau?
Laut WHO-Definition gilt ein Paar als unfruchtbar oder infertil, wenn »nach mindestens einem Jahr regelmäßigen ungeschützten Geschlechtsverkehrs keine Schwangerschaft eingetreten ist oder diese vorzeitig endete«.
Dagegen ist eine völlige Unfruchtbarkeit, medizinisch ausgedrückt eine Sterilität, sehr selten und tritt beispielsweise dann auf, wenn die Frau vorzeitig in die Wechseljahre kommt oder der Mann überhaupt keine Spermien bildet. Unfruchtbarkeit oder Infertilität bedeutet folglich, daß die Fruchtbarkeit (Fertilität) mehr oder weniger stark herabgesetzt ist. Das heißt demzufolge auch, daß die Möglichkeit einer natürlichen Empfängnis nach wie vor vorhanden ist.

Ursachen der Kinderlosigkeit

Die Gründe für eine ungewollte Kinderlosigkeit liegen – um es zu wiederholen – nicht allein bei der Frau, sondern nach Schätzungen der Experten
◆ in 10 bis 30 Prozent der Fälle ausschließlich beim Mann,
◆ in 30 bis 40 Prozent der Fälle ausschließlich bei der Frau,
◆ in 15 bis 30 Prozent der Fälle gemeinsam bei Mann und Frau, und
◆ in 5 bis 10 Prozent der Fälle sind sie ungeklärt.
Bei beiden Partnern kommen mechanische, funktionelle, hormonelle und psychische Störungen in Betracht, und zwar nicht nur jeweils eine Störung ausschließlich, sondern oft treten sie gemischt und mehr oder weniger stark auf.
Dies erschwert verständlicherweise das Ausfindigmachen der Ursache für die Kinderlosigkeit und kompliziert die Behandlung.

Bei der weiblichen Infertilität unterscheidet man folgende Ursachen und Häufigkeiten:	
Fehlfunktion der Eierstöcke/Ausbleiben des Eisprungs	20–40 %
Mechanische Fehlfunktionen (z. B. Eileiterverschluß)	20–30 %
Andere Diagnosen (z. B. Hyperprolaktinämie, Endometriose usw.)	10–20 %
Ungeklärte Ursachen (idiopathisch)	10–25 %

Bei der männlichen Infertilität verteilen sich Ursachen und Häufigkeiten so:

Ungeklärte Ursachen (idiopathisch)	30–35 %
Anatomische Fehlfunktion	30–35 %
Immunologisch	10–15 %
Fehlfunktion der Keimdrüsen (Gonaden)	10–15 %
Hormonelle Fehlfunktion	2–5 %

(Quelle: Ares Serono 1993)

Diese Prozentzahlen beinhalten einen großen Spielraum und sind zwangsläufig vage gehalten. Denn gerade auf dem Sektor der Kinderlosigkeit gibt es eine sehr große Dunkelziffer. Manche Paare kommen gar nicht auf die Idee, wegen ihres Problems zum Arzt zu gehen; oder nur die Frau konsultiert ihren Hausarzt und gibt dann auf; Ehen scheitern wegen unerfülltem Kinderwunsch, Partner trennen sich, einer bekommt in einer neuen Partnerschaft Kinder, der andere bleibt allein oder gibt den Kinderwunsch auf ...

Ursachen für eine Infertilität der Frau

Die Ursachen für eine ungewollte Kinderlosigkeit sind – das kann man aus den genannten Zahlen erkennen – bei der Frau weitaus besser erforscht als beim Mann. Nicht zuletzt liegt das daran, daß lange Zeit die Frau aufgrund ihrer biologischen Rolle, nämlich der Gebärenden, als die Verantwortliche für Kinderlosigkeit angesehen wurde – ebenso wie sie oft heute noch für eine ungewollte Schwangerschaft verantwortlich gemacht wird, als ob Befruchtung bzw. Verhütung nur Sache einer Person, und zwar der weiblichen, wäre.

Die häufigsten Ursachen für Kinderlosigkeit sind bei der Frau:

◆ Das Follikelwachstum und die Ovulation können gestört sein, Eisprung und Monatsblutung können auch ganz ausbleiben (Amenorrhoe). Als Ursachen kommen neben Hormonstörungen ein Ovarialdefekt (Defekt des Eierstockes) oder das komplexe Syndrom der polyzystischen Ovarien (PCO-Syndrom: Vergrößerung der Eierstöcke durch Zysten kombiniert mit Störungen des Östrogen-Androgen-Gleichgewichtes, evtl. Androgenisierungserscheinungen) in Frage.

◆ Eine Frau, die nie eine Periode hatte, leidet an einer primären Amenorrhoe, eine Frau, deren Monatsblutungen später ausgeblieben sind, an einer sekundären Amenorrhoe; beides kann zu Fertilitätsstörungen führen.

◆ Es kann eine Blockade im oder um die Eileiter vorliegen (häufig als Folge einer Infektion), wodurch der Samen die Eizelle nicht erreichen kann.

◆ Eine häufige Ursachen für die Infertilität bzw. Sterilität der Frau ist eine Endometriose – ein Krankheitsbild, das oft bei Frauen im Alter zwischen 30 und 40 Jahren auftritt und bei dem Schleimhautinseln aus der Gebärmutter an andere Stellen des Fortpflanzungstraktes versprengt werden. Als Endometrium bezeichnet man die Schleimhaut der Gebärmutterinnenwand, die sich während des Menstruationszyklus bis zum Zeitpunkt des Eisprungs aufbaut, damit sich im Falle einer Befruchtung die Eizelle in der Gebärmutter einnisten kann. Wie wir inzwischen wissen, kommt es zur Monatsblutung, wenn sich kein Ei eingenistet hat, wobei ein Teil dieser Schleimhaut mit der Blutung aus der Gebärmutter abgeht. Einmal kann nun aus ungeklärten Gründen diese Schleimhaut innerhalb der Gebärmutter unkontrolliert wuchern; meistens versteht man aber unter Endometriose (Endometriosis genitalis externa), daß sich Gewebeteile der Gebärmutterschleimhaut auch in oder auf anderen Organen ansiedeln: im Bauchraum, im Bereich der Eierstöcke, in den Eileitern, in der Gebärmuttermuskulatur, in der Harnblase oder im Darm.

Edometriose ist die zweithäufigste gutartige, aber meist auch sehr schmerzhafte Frauenkrankheit neben Myomen (gutartiges Geschwulst) und spielt bei etwa 20 Prozent der weiblichen Infertilität eine entscheidende Rolle. Man weiß, daß die Erkrankung hormonell bedingt ist. Naheliegenderweise wird sie deswegen auch mit Hormonen behandelt, z. B. mit einem Gestagen, also einem synthetischen Gelbkörperhormon, das als Progesteron ja für den Umbau der Gebärmutterschleimhaut zuständig ist; oder mit Antigonadotropinen (GnRH-Analoga oder GnRH-Agonisten), Hormonen, welche die Ausschüttung von Gonadotropinen aus der Hypophyse stoppen; seit etwa 15 Jahren steht »Danazol« zur Verfügung, eine mit dem männlichen Geschlechtshormon Testosteron verwandte Substanz. Sie läßt zwar die Endometrioseherde weitgehend austrocknen, verhindert jedoch Eisprung und Monatsblutung und führt zu Vermännlichungserscheinungen wie Damenbart, fetter Haut und Akne.

Sind die Wucherungen und Verwachsungen schon sehr weit fortgeschritten, entfernt man das überschüssige und behindernde Gewebe durch eine Operation, eine Elektrokoagulation oder eine Laserbehandlung.

Weiter Ursachen der weiblichen Infertilität:
◆ Der Zervixschleim kann zu dick sein, so daß die Samenzellen nicht »durchkommen« können.
◆ Die Frau kann Antikörper gegen die Samenzellen erzeugen, wodurch diese inaktiviert werden.
◆ Weltweit sind die Entzündungen des kleinen Beckens (pelvic inflammatory diseases = PID) eine weitere Hauptursache von Blockierungen der Eileiter und Eileiterschwangerschaften (Extrauterin-Schwangerschaften). Diese Infektionen beginnen im Gebärmutterhals und steigen dann in den oberen Fortpflanzungstrakt, wo sie die Eileiter verstopfen, so daß eine Schwangerschaft unmöglich wird. Auf dem Weltkongreß der IFFS (International Federation of Fertility Societies) sprachen Experten der WHO von einer weltweiten Infertilitätsepidemie aufgrund der PID, und Professor John Sciarra forderte beim »Weltkongreß für Fertilität und Geburtshilfe 1994« in Montreal deshalb entsprechende Präventionsprogramme.

Solche Beckenentzündungen sind auch verantwortlich für ektopische oder extrauterine Schwangerschaften, bei denen sich der Embryo außerhalb der Gebärmutter entwickelt: Sie sind lebensgefährlich und machen einen großen chirurgischen Eingriff erforderlich. PID auslösende Infektionen entstehen durch Keime wie z. B. Chlamydien, Kolibakterien, Enterokokken oder Neisserien.

Die häufigsten Ursachen und die Erfolgschancen für eine Schwangerschaft (SS) bei entsprechender Behandlung sehen tabellarisch zusammengefaßt folgendermaßen aus:

Unfruchtbarkeit

Ursache	Häufigkeit (%)	SS-Erwartung (%)
ovariell	35–40	58
tubar	30–40	60
uterin	10	43
zervikal	7–10	25
vaginal	6	
extragenital	1	
psychisch	1	
ohne Befund (idiopathisch)	10–15	75

modifiziert nach Dor et al., Israel Journal of Obstetrics and Gynecolgy, Vol. II nb. 4, 1991

Im Überblick sehen die Ursachen für eine ungewollte Kinderlosigkeit bei der Frau folgendermaßen aus:

◆ Hormonelle Störungen (Hypothalamus, Hypophyse, Schilddrüse, Nebennierenrinde, Ovarien) und dadurch gestörte Eizellreifung.
◆ Fehlende, verschlossene oder unbewegliche Eileiter.
◆ Fehlbildung des inneren Genitales.
◆ Endometriose (Gebärmutterschleimhaut, die außerhalb der Gebärmutter wächst).
◆ Immunologische Sterilität.
◆ Chromosomenanomalie und genetische Ursachen.
◆ Psychosomatische Störungen.
◆ Idiopathische Sterilität.

Behandlungsmethoden und Therapieverfahren

Im folgenden sollen hier kurz die zur Zeit möglichen Therapieverfahren aufgezählt werden, die sich je nach Diagnosestellung für ein Paar mit Kinderwunsch anbieten. Zu welcher Methode ein Paar sich letztendlich entscheidet, hängt zum einen immer von der Ursache der Kinderlosigkeit ab, zum anderen davon, wozu sich das Paar nach einem beratenden Gespräch mit dem Arzt entscheidet. Denn alle drei müssen intensiv und vertrauensvoll miteinander das Ziel zu erreichen suchen: ein gesundes Kind.

◆ *Therapie auf psychischer Ebene* (Einzel- und Paargespräche, Selbsthilfegruppen, Entspannungstherapien, Psychotherapie, Paartherapie)
◆ *»Milde Therapieformen«* (Homöopathie, Therapie mit Pflanzenwirkstoffen)
◆ *Hormonkorrektur* (Behandlung mit Hormonstoffen, die eine Über- oder Unterfunktion menschlicher Hormone korrigieren soll)
◆ *Stimulationstherapie* (Behandlung mit Tabletten oder Spritzen, damit mehr als eine Eizelle im Körper der Frau heranreift)
◆ *Samenübertragung* (Behandlungsmethode, bei der der Samen des Mannes nach Aufbereitung im Labor in die Gebärmutter der Frau gegeben wird = Insemination)
◆ *Operative Korrektur der Eileiter* (Behandlung von Verwachsungen oder verschlossenen Eileitern) mit Hilfe der Bauchspiegelung oder mit Hilfe der Mikrochirurgie (Operation unter dem Mikroskop)
◆ *Retortenbefruchtung* (Behandlung bei operativ nicht korrigierbaren oder fehlenden Eileitern, wobei Eizelle und Samen außerhalb des

Körpers im Labor zusammengebracht werden und der Embryo dann
in die Gebärmutter zurückgegeben wird)

◆ *Mikroinseminationen* (Modifikation der Retortenbefruchtung, bei der
eine einzige Samenzelle mit einer Mikronadel in eine Eizelle injiziert
wird – das sind neuartige Verfahren bei schweren Formen der männlichen Sterilität.

(nach Kentenich, Berlin)

Alle diese Behandlungsverfahren werden niemals nach »Schema F« und
routinemäßig angewandt, sondern ausschließlich individuell. Denn jedes Paar hat – medizinisch gesehen – unterschiedliche und oft mehrere
Sterilitätsfaktoren. Gerade aus psychischer Sicht ist zudem der Kinderwunsch und die Einstellung zu den verschiedenen Verfahren der Steri-
litätstherapie bei jedem Paar individuell unterschiedlich. Grundlage einer jeden – erfolgreichen – Reproduktionsmedizin ist ein ausführliches
Gespräch und eine Diskussion über die gewählte Methode – und danach eine vertrauensvolle Zusammenarbeit zwischen Arzt und Patientin, Arzt und Patient bzw. Arzt und Paar oder mehreren Ärzten und dem
Paar: So sollte ganz offen über das Problem der Sterilität, über mögliche
Behandlungen, aber auch über Alternativen – wie Verzicht auf ein eige-
nes Kind oder eine Adoption – gesprochen werden. Man darf nämlich
eines nicht vergessen: Bei einer Kinderwunschbehandlung kommen
Dinge zur Sprache, die total in den Intimbereich zweier Menschen fallen, Themen wie Orgasmus, Häufigkeit des Geschlechtsverkehrs, Art des
Geschlechtsverkehrs mit eventuellen Vorlieben und Praktiken, die Anatomie der Geschlechtsorgane beider Partner, die jeweilige Befriedigung
und vieles mehr. Sicherlich fällt es manchem schwer, darüber mit einem
Arzt zu sprechen, ja möglicherweise lernt sich das Paar nun gegenseitig
auf eine Weise kennen, die relativ neu ist. Das kann enger verbinden,
aber im schlechtesten Fall auch abstoßen.

Prinzipiell gibt es drei grundlegende Behandlungsmethoden:

1. *Medikamentöse Behandlung,* bei der »Fertilitätsmedikamente« verabreicht werden, um bei der Frau das Follikelwachstum zu fördern
   und den Eisprung auszulösen. Beim Mann gibt es hier nur begrenzte
   Möglichkeiten.
2. *Operation,* etwa zur Korrektur struktureller Infertilitätsursachen wie
   Blockade der Ei- oder der Samenleiter.
3. *Assistierte Reproduktion:* Dabei wird den Keimzellen (Gameten) – sowohl Ei- als auch Samenzellen – auf irgendeine Art »geholfen«, damit eine Befruchtung und Schwangerschaft eintritt.

Die medikamentöse Behandlung der Infertilität

Eine rationelle Diagnose der Infertilität einer Frau beinhaltet die Funktion der Eierstöcke (Ovarialfunktion), den Zustand der Eileiter (Tubenfaktor) und genitale Fehlbildungen. Ergänzend sollte der Arzt – auch beim Mann – immunologische Aspekte und psychosomatische Hintergründe abklären.
Bevor er dann dazu übergeht, endokrinologische Untersuchungen wie beispielsweise hormonelle Tests zu machen, wird er in der Basisdiagnostik, die ja auch Ultraschalluntersuchungen einschließt, »äußerliche« Ursachen und Risikofaktoren behandeln.
Einer der ersten Schritte in der Behandlung von weiblicher Infertilität sind Zyklusstörungen. Dafür stehen je nach Zustand und Schwere verschiedene Therapieschemata zur Verfügung, wobei allerdings eventuell vorliegende Schilddrüsenfunktionsstörungen zuerst und unabhängig behandelt werden müssen.*

Mönchspfeffer gegen Gelbkörperschwäche
Unregelmäßige und schmerzhafte Periodenblutungen (Dysmenorrhoe), speziell auch starke Schmerzen vor der Periode (prämenstruelles Syndrom = PMS), gehören zu den am häufigsten vorkommenden Problemen in der Praxis eines niedergelassenen Arztes oder Gynäkologen. Solche Schmerzen sind Krankheitssymptome, die ernst genommen werden sollten. Manchmal haben sie seelische Auslöser, meistens aber eine Ursache, die auch psychische Probleme auslösen kann: eine Gelbkörperschwäche (Corpus-luteum-Insuffizienz).
Die Betroffenen – und das sind immerhin zwischen 30 und 40 Prozent aller Frauen im gebärfähigen Alter – klagen über schmerzhaftes Ziehen in Brüsten und Unterleib, über Kopfschmerzen, Schwächegefühl und Schlafstörungen, Wasseransammlung in den Beinen und manchmal auch über Depressionen. Ausgelöst werden diese Beschwerden durch eine Unausgeglichenheit zwischen der Produktion von Östrogen und Progesteron (hormonelle Dysfunktion). Das heißt, die zyklische Ovarialfunktion verläuft nicht optimal und beeinflußt deswegen nicht nur das gesamte körperliche Wohlbefinden der Frau, sondern kann sogar zu Blutungsanomalien und zu Infertilität führen. Deswegen fragt jeder Arzt bei der Anamnese (Krankengeschichte) die Kinderwunsch-Patientin sofort nach Menstruationsstörungen, Schmerzen vor und während der Periode sowie nach der Basaltemperatur.

---

* vgl. Helga Vollmer: Die Schilddrüse, das launische Organ, München, 8. Aufl., 1996

Einer der ersten Behandlungsschritte in der Infertilitätstherapie ist, Zyklusstörungen auszuschalten. In leichteren Fällen lassen sich diese mit einem pflanzlichen Wirkstoff behandeln, dem Mönchspfeffer. Beim Mönchspfeffer – sein wissenschaftlicher Name lautet Vitex agnus castus – handelt es sich um eine in Asien und im Mittelmeerraum beheimatete Heilpflanze, die bereits von Hippokrates bei Frauen mit Störungen im Genitalbereich eingesetzt wurde. Allerdings – und das darf nicht verwechselt werden – substituiert (unter Substitution versteht man das Ersetzen eines Stoffes, den der Körper aus irgendwelchen Gründen nicht mehr selbst herstellt, wie z. B. die Substitutionstherapie mit Hormonen nach den Wechseljahren) bzw. ersetzt der Mönchspfeffer nicht das Gelbkörperhormon, denn die Pflanze enthält keine weiblichen Sexualhormone. Ihre Wirkstoffe haben nur hormonähnliche Eigenschaften, die den hormonellen Regelkreis stabilisieren können: Einerseits soll die Feinabstimmung zwischen Gehirn, Hirnanhangdrüse und Eierstöcken verbessert und der Gelbkörper zu einer höheren Ausschüttung des Gelbkörperhormons Progesteron angeregt werden. Dadurch wird das natürliche Gleichgewicht zwischen Östrogen und Progesteron wiederhergestellt, die Zyklen stabilisieren sich und die Beschwerden klingen ab. Andererseits erhöhen sich bei PMS die Prolaktinspiegel, und erhöhte Prolaktinspiegel gelten als eine der wichtigsten Sterilitätsursachen. Dabei muß aber ausgeschlossen werden, daß diese erhöhten Spiegel durch Medikamente, Schilddrüsenerkrankungen oder einen Tumor in der Hypophyse verursacht wurden. Durch Mönchspfeffer-Präparate (nicht in Form von Tee!) können die Prolaktinsekretion gehemmt und der Prolaktinspiegel gesenkt werden. Daraus ergeben sich folgende Anwendungsmöglichkeiten für den Vitex agnus castus:
1. Blutungs- sowie Fertilitätsstörungen infolge Gelbkörperhormoninsuffizienz;
2. Prämenstruelles Syndrom;
3. Die Behandlung der Mastopathie (schmerzhaftes Ziehen und Spannungen in der Brust).

Die hormonelle Behandlung der Infertilität

Störungen im Hormonhaushalt sind bei vermeintlich unfruchtbaren Frauen in etwa 40 Prozent der Fälle der Grund, daß sie nicht schwanger werden. Dabei können endokrinologische Ursachen, also Ursachen, die mit dem Hormonhaushalt zu tun haben, heutzutage in der

Praxis eines niedergelassenen Gynäkologen sehr gut aufgeklärt und am-
bulant behandelt werden.
Voraussetzung dafür sind jedoch sowohl entsprechende Kenntnisse des
Arztes – das heißt, er sollte sich auf Kinderwunschbehandlung oder zumindest auf Endokrinologie spezialisiert haben – als auch eine gewisse
Ausstattung mit Apparaten wie z. B. einem Ultraschallgerät sowie einem
eigenen Hormonlabor oder einem, mit dem er zusammenarbeitet.
Liegen Störungen im Bereich der Sexualhormone vor, so kann man diese heutzutage in den meisten Fällen beheben.
Hormonkorrekturen beinhalten also genau das, was das Wort schon
aussagt, nämlich eine Behandlung mit Hormonstoffen, die eine Über-
oder Unterfunktion der Hormondrüsen – und in diesem Fall natürlich
der Sexualhormone – korrigieren soll.
Vorab muß aber noch festgehalten werden, daß Hormonbehandlung
nicht gleich Hormonbehandlung ist. Soll ein Eisprung ausgelöst werden,
den Mann und Frau als günstigsten Zeitpunkt für den Geschlechtsverkehr nutzen können, wird grundsätzlich völlig anders behandelt als bei
einer Vorbereitung für Maßnahmen der künstlichen Befruchtung: Denn
im zweiten Fall wird mit einer höheren Dosierung bewußt die Heran-
reifung mehrerer Follikel stimuliert, um bei der Eizellenentnahme ganz
sicher ausreichend Eizellen gewinnen zu können.
Immer noch verbinden viele eine Behandlung mit Sexualhormonen mit
der Vorstellung von Mehrlingsschwangerschaften, Frühgeburten, gewis-
senlosem Gebrauch potenter Medikamente und Zystenbildung bei
Überstimulation.
Bei der großen Mehrheit der Patientinnen behandelt der Arzt jedoch eine hormonell bedingte Störung der Eierstockfunktion mit dem Ziel, den
natürlichen Zustand herzustellen, bei dem eine befruchtungsfähige Eizelle heranreift und die Frau einen Eisprung hat. Durch die mehr als
30jährige Erfahrung mit Fruchtbarkeitshormonen bei Kinderwunschpatientinnen weiß man heute, daß die Präparate wesentlich niedriger und
individueller dosiert werden können, als man das in den ersten Jahren
tat. Abgesehen davon wird der Zyklus heute mit Hilfe von Ultraschall-
und Hormonuntersuchungen auch bei der sogenannten einfachen Ovulationsinduktion (Herbeiführung des Eisprungs) sorgfältig und ständig
überwacht. Gerade mit der Ultraschalluntersuchung durch die Scheide
lassen sich relativ einfach und mit hoher Sicherheit Größe und Zahl der
Eibläschen bestimmen und aufgrund der Dicke der aufgebauten Gebärmutterschleimhaut Rückschlüsse auf die hormonelle Situation ziehen.
Kommt es bei der einfachen Ovulationsinduktion trotzdem zur Heran-
reifung von mehr als drei Follikeln, wird der Arzt keinen Eisprung aus-

lösen und die Frau vorsichtshalber bitten, auf Geschlechtsverkehr zu verzichten.

Zu Anfang dieses Buches wurde die komplexe Wechselwirkung zwischen Gehirn (Hypothalamus) und Hypophyse sowie den Eierstöcken beschrieben, und so schwierig das geklungen haben mag, war es im Grunde sehr vereinfacht dargestellt. Da der ganze Prozeß der Ovulation äußerst kompliziert ist, sollte man einfach akzeptieren, daß da einiges schieflaufen kann. Bei 35 bis 40 Prozent der Frauen scheitert der Kinderwunsch an ovariellen Ursachen.

In der Praxis führt man eine Therapie ovarieller Funktionsstörungen in einer Art Stufenschema durch, bei dem entsprechend der Störung die weiterführenden Schritte festgelegt werden:

1. Clomifenbehandlung

Stellt sich nach medikamentöser Normalisierung von Prolaktin, Schilddrüsen-Parametern und Hyperandrogenämie keine normale Ovulation ein, wird in der ersten Stufe versucht, mit Clomifen die Follikelreifung zu fördern. Gleichzeitig überprüft der Arzt per Ultraschall ständig Wachstum und Zahl der Follikel und die Qualität des Zervixschleims.

Clomifen ist ein synthetisch hergestelltes Medikament mit vorwiegend antiöstrogenen Effekten. Durch die Einnahme von Clomifen-Tabletten wird dem Körper der Zustand eines zu niedrigen Östrogenspiegels vorgespielt, auf den die Hirnanhangdrüse mit einer vermehrten Bildung von eierstockstimulierenden Hormonen (FSH) antwortet. Auf diese Weise kann durch Mobilisierung der eigenen Hormone die Follikelreifung gefördert werden. Die Behandlung ist wenig belastend und je nach Schweregrad der Eireifungsstörung wird bei 60 bis 80 Prozent der Frauen ein Eisprung erzielt. Ein Eisprung (Ovulation) – und das soll hier noch einmal betont werden – ist zwar unerläßlich für eine Schwangerschaft, garantiert sie aber nicht! Die Schwangerschaftsraten nach einer Clomifen-Therapie liegen pro Einnahmezyklus zwischen 20 und 40 Prozent, wobei drei Viertel der Schwangerschaften bereits in den ersten drei Behandlungszyklen eintreten. Nebenwirkungen sind selten und äußern sich in Kopfschmerzen oder Hitzewallungen aufgrund des dem Körper simulierten Östrogenmangels.

Wenn allerdings nach drei Behandlungszyklen mit Clomifen noch kein Eisprung stattgefunden hat oder wenn die Patientin nach maximal sechs Zyklen mit Eisprung noch nicht schwanger geworden ist, besteht erfahrungsgemäß kaum mehr Aussicht auf Erfolg unter dieser Therapie.

Folglich wird der Arzt im zweiten Schritt zur Gonadotropin-Therapie übergehen, um nicht noch mehr wertvolle Zeit zu verlieren.

Doch zuvor kommen wir noch einmal auf die Gelbkörperschwäche zu sprechen:

◆ *Die Behandlung mit Gelbkörperhormon*
Zahlreiche Funktionsstörungen im gynäkologischen und geburtshilflichen Bereich beruhen auf einer ungenügenden Progesteronbildung: die Dysmenorrhoe (schmerzhafte Regelblutungen), das prämenstruelle Syndrom, Zyklusanomalien, Endometriose und Infertilität, aber auch, sollte eine Schwangerschaft zustande kommen, eine drohende Fehlgeburt (Abort). Denn das Gelbkörperhormon Progesteron wird, wie wir uns erinnern, nach dem Eisprung vom Gelbkörper (Corpus luteum) abgegeben. Es hat die Aufgabe, die Gebärmutter auf eine Schwangerschaft vorzubereiten. Kommt es zu einer Schwangerschaft, übernimmt dann die Plazenta die Progesteronbildung.

Eine Gelbkörperschwäche (Corpus-luteum-Insuffizienz) kann durch niedrige Progesteronwerte nachgewiesen werden, eine zu kurze Gelbkörperphase durch die Basaltemperaturmessung. Es handelt sich dabei – wie bereits erwähnt – um eine relativ häufige Ursache für eine Infertilität. Selbst wenn bei der betroffenen Frau ein Eisprung stattfindet, geht im Falle der Befruchtung das Ei zugrunde, da es keinen geeigneten »Nistplatz« in der Gebärmutterschleimhaut findet.

Nun liegt das Problem nicht immer am Gelbkörper selbst. Wenn beispielsweise die Temperatur nach einem offensichtlich erfolgten Eisprung weniger als elf Tage lang ansteigt und wenn der Progesteronspiegel zu niedrig ist, muß der Arzt früher im Zyklus nachforschen, also auch hier sofort zum nächsten Schritt übergehen. Das Wachstum eines Follikels und der darauf folgende Eisprung hängen von einer entsprechenden FSH-Ausschüttung der Hypophyse ab. Produziert sie beispielsweise kaum FSH, sind die Rezeptorstellen auf den wachsenden Eifollikeln nicht richtig darauf vorbereitet, den Anstieg von LH, der zum Eisprung führt, zu erkennen und entsprechend zu reagieren. Die Eiproduktion wird wahrscheinlich während eines solchen Zyklus kaum stimuliert, und der Gelbkörper ist nicht fähig – sollte überhaupt eine Ovulation stattfinden –, die normalen Mengen von Progesteron zu produzieren.

Behandelt wird die Gelbkörperschwäche in diesem Falle zunächst entweder durch eine Stimulation mit Choriongonadotropin (HCG) oder mit einem Progesteron-ähnlichen Gestagen.

Nachdem es 1934 gelungen war, reines Progesteron zu isolieren, wurden in den 50er Jahren synthetische Gestagene entwickelt, die auch oral wirksam waren. So enthalten sämtliche Anti-Baby-Pillen für die Kontrazeption (Verhütung) entwickelte Gestagene (vgl. Kap. Die Pille), nämlich synthetische Gelbkörperhormone mit ähnlichen Eigenschaften wie das physiologische Progesteron. Ebenso wird Frauen in den Wechseljahren eine Gestagensubstitution als Schutz vor bestimmten Krebserkrankungen wie z. B. Gebärmutterhalskrebs zusätzlich zur Östrogengabe empfohlen, ganz besonders, wenn sie noch Eierstöcke und Gebärmutter haben.

Dydrogesteron ist beispielsweise ein synthetisches, reines Gestagen und speziell für Gelbkörperschwäche geeignet, da es weder die Gonadotropinbildung beeinflußt noch die Basaltemperatur und vor allem die Ovulation nicht unterdrückt und keine androgenen Eigenschaften aufweist. Auch eine Endometriose kann zunächst damit angegangen werden.

◆ *Wann wird mit Choriongonadotropin behandelt?*
Choriongonadotropin, aus praktischen Gründen üblicherweise HCG (HCG, engl.: human chorionic gonadotropine) genannt, ist ein Hormon, das erst während der Schwangerschaft von der Plazenta gebildet wird. Es bewirkt die Abgabe von Östrogen und Progesteron durch den Gelbkörper, um das Wachstum der Gebärmutterschleimhaut zu unterstützen. Zudem verhindert es eine Menstruation während der ersten Tage einer Schwangerschaft. Alle Schwangerschaftstests basieren auf dem Nachweis dieses Hormons. In seiner Wirkung ist es dem luteinisierenden Hormon LH gleichzusetzen. Wenn es zur Zeit des erwarteten LH-Anstiegs per Auslösespritze verabreicht wird, kann ein Ei, das durch Clomifen zur entsprechenden Reife gebracht wurde, ovulieren. Das HCG wird intramuskulär gespritzt. Oft wird eine weitere HCG-Injektion nach einem Embryonen-Transfer (IVF) gemacht, denn es scheint, daß das HCG eine gestörte Gelbkörperphase tatsächlich retten kann, wodurch die Schwangerschaft weiterhin bestehen bleibt.

2. Die Therapie mit Gonadotropinen
Im zweiten Therapieschritt geht der Arzt dann, wenn die bisherigen ovariellen Stimulationen nicht ausreichten, zur Gonadotropin-Therapie über.

Gonadotropinpräparate, Fruchtbarkeitshormon-Präparate also, sind im Gegensatz zu Clomifen oder Dydrogesteron keine synthetischen, sondern körpereigene Hormone, die eine wesentlich höhere Potenz zur Stimulation des Eisprungs aufweisen.

Zu den Gonadotropinen gehören die Hormone FSH (follikelstimulierendes Hormon) und LH (luteinisierendes Hormon) der Hirnanhangdrüse. Zur Einnerung: FSH fördert das Heranwachsen des Follikels in der ersten Zyklushälfte, es hat also die Schlüsselrolle bei der Reifung der Eizellen in den Eibläschen (Follikel) inne; LH löst den Eisprung aus und fördert die Produktion von Gelbkörperhormonen in der zweiten Zyklushälfte.

Schon in den 20er Jahren haben Wissenschaftler erkannt, daß viele Frauen aufgrund einer unzureichenden Ausschüttung von Fruchtbarkeitshormonen durch die Hirnanhangdrüse nicht schwanger werden. Diese Erkenntnis regte natürlich die Suche nach geeigneten Quellen für solche Hormone an. Zunächst versuchte man, die Hormone direkt aus der Hirnanhangdrüse zu gewinnen. Aber bald gab man diese Methode aus zwei Gründen auf: Zum einen ließ sich mit den mühevoll gewonnenen Hormonextrakten der Bedarf nicht einmal annähernd decken, zum anderen bestand die Möglichkeit der Übertragung von Viruserkrankungen.

In den 50er Jahren stellte man fest, daß FSH und LH zu gleichen Teilen von Frauen nach den Wechseljahren in großen Mengen mit dem Urin ausgeschieden werden. Nun lag das Problem darin, diese Hormone aus dem menopausalen Urin in so reiner Form zu gewinnen, daß man mit ihnen die ungewollt kinderlosen Frauen behandeln konnte. Dies gelang erst in den 60er Jahren: Neuartige Reinigungsverfahren zum Herausfiltern der Hormone wurden entwickelt, und endlich konnte man entsprechende und völlig natürliche Hormonpräparate produzieren. Allerdings mit einer Einschränkung: Mit dieser Methode gewann man nur Mischpräparate mit FSH und LH sowie mehr als 90 Prozent Fremdprotein, die sogenannten HMG-Präparate (Human Menopausal Gonadotropines).

Naheliegenderweise suchten die Wissenschaftler jetzt nach geeigneten Verfahren, die HMG in die FSH- und LH-Bestandteile zu zerlegen. Und als dies schließlich gelang, war ihr Reinheitsgrad immer noch verbesserungsbedürftig, denn man bemühte sich, den Körper der Empfängerin so wenig wie möglich zu belasten.

Nicht zuletzt aufgrund neuer Erkenntnisse über die Fortpflanzungsvorgänge – speziell bei der Frau – und auch neuer Therapieverfahren wie z. B. IVF (In-Vitro-Fertilisation) ging man dazu über, immer differenzierter zu behandeln. Man gibt nicht mehr routinemäßig Gonadotropinextrakte, die zu gleichen Teilen LH und FSH enthalten, sondern bevorzugt eher die Monotherapie mit ausschließlich niedrig dosiertem FSH, und zwar aus zwei Gründen: Es zeigte sich, daß

1. die Gabe von LH nur in seltenen Fällen notwendig ist (wobei man dann nach wie vor auf die HMG-Präparate zurückgreift), und
2. daß erhöhte LH-Spiegel in der Follikelphase für die Eizellenreifung schädlich sein können. Denn Untersuchungen ergaben, daß mehr als

90 Prozent der Kinderwunschpatientinnen selbst ausreichend LH bilden; und inzwischen weiß man auch, daß hohe LH-Spiegel oft mit Fehlgeburten einhergehen. Man hat zudem festgestellt, daß bei Patientinnen mit einem polyzystischen Ovarialsyndrom (PCO-Syndrom, Follikelzysten an den Eierstöcken) aufgrund einer hormonellen Störung das LH und oft auch der männliche Hormonspiegel stark erhöht sind.

Erst seit 1996 gibt es bei uns biotechnologisch hergestellte (»rekombinante«) FSH-Präparate mit weniger als 5 Prozent Fremdproteinen; oder umgekehrt, zum erstenmal gibt es Hormonpräparate, die zu mehr als 95 Prozent aus wirksamen Hormonen bestehen. Rekombinantes FSH (r-FSH) ist das reinste (99,9 Prozent) FSH-Präparat, das derzeit zur Gonadotropintherapie zur Verfügung steht. Die auf die Fertilitätsbehandlung spezialisierte Firma Serono etwa hat im Jahre 1996 allein 60 Millionen Liter Urin von menopausalen Frauen als Rohstoff für die Hormonproduktion verwertet.

Ein weiterer Vorteil des hochgereinigten FSH-Präparates ist, daß sich die Frau nach ärztlichen Anweisungen die Injektionen bequem selbst unter die Haut spritzen kann, ähnlich wie Diabetiker ihr Insulin spritzen. Sie muß nicht mehr wie früher dafür ab dem ersten Behandlungstag täglich in die Arztpraxis gehen oder jemanden finden, der ihr Tag für Tag, auch am Wochenende, die Hormonspritze tief in die Muskeln injiziert. Die Spritze unter die Haut ist zudem weniger schmerzhaft, und es treten kaum noch Hautreizungen oder allergische Reaktionen auf.

Üblicherweise wird diese Behandlung mit »low dose« FSH ab dem 3. Zyklustag mit der Injektion von einer Ampulle hochgereinigtem FSH täglich eingeleitet. Ab dem 8. Zyklustag muß die Frau zwei- bis dreimal pro Woche zur Ultraschalluntersuchung. Begleitend wird der Anstieg der Östrogene im Blut verfolgt. Spricht sie auf die Injektionen zu wenig an, erhöht man die Tagesdosis um eine halbe Ampulle FSH.

Ab einer Follikelgröße von 16 bis 18 Millimeter – meßbar mit Ultraschall – kann der Eisprung gezielt durch eine Hormonspritze ausgelöst werden.

Mit dieser Methode der Dosierung führt die FSH-Behandlung selbst bei schwierig zu behandelnden Patientinnen in über 70 Prozent der Fälle zur Entwicklung eines einzigen Follikels. Dabei ist die Stimulationsdauer von Patientin zu Patientin verschieden, liegt aber bei durchschnittlich 16 Tagen, obwohl auch Behandlungsverläufe von 30 Tagen vorkommen. Die Schwangerschaftsrate ist bei dieser Behandlungsmethode relativ hoch, die Anzahl der Fehlgeburten äußerst niedrig.

Bei der Vorbereitung einer künstlichen Befruchtung (Gametentransfer)

werden diese Präparate allerdings in höherer Dosierung angewendet, um gezielt mehrere Eizellen zu gewinnen. Da dann aber Eizellen entnommen werden müssen, ist das Risiko einer Mehrlingsschwangerschaft gut kontrollierbar. Denn gemäß dem deutschen Embryonenschutzgesetz werden nie mehr als drei befruchtete Eizellen wieder auf die Frau übertragen. Die Gefahr einer Überstimulation ist in diesem Fall allerdings höher als bei einer low-dose-Therapie.
Als im März 1997 Sebastian im Londoner Middlesex Hospital geboren wurde, war das eine Sensation: Seine Mutter galt bis dahin wegen anovulatorischer Infertilität als aussichtslos unfruchtbar. Nun war sie mit drei biotechnisch hergestellten Hormonen erfolgreich behandelt worden: mit r-FSH (Gonal-F®) und r-HLH (LHadi®), um Wachstum und Reifung von ovariellen Follikeln zu induzieren, und mit r-HCG (Ovidrel®), um den Eisprung auszulösen.

3. Die pulsatile GnRH-Therapie

Eine weitere Ursache für Kinderlosigkeit kann auf einer hypothalamischen Insuffizienz (unzureichende Leistungsfähigkeit des Hypothalamus) beruhen, also auf einem Mangel an GnRH. Sie erinnern sich an die Wechselwirkungen zwischen Hypothalamus, Hypophyse und Eierstöcken? Erst wenn der Hypothalamus GnRH, seine »Freigabe-Hormone«, an die Hypophyse geschickt hat, produziert diese unter anderem Gonadotropine wie LH und FSH und sendet sie an Eierstöcke und Hoden, damit die wiederum Sexualhormone wie Östrogene und Androgene produzieren.
Die Ursachen für eine Amenorrhoe (Ausbleiben der Menstruation über einen Zeitraum von mindestens sechs Monaten) beispielsweise sind ganz unterschiedlich: Schuld für das Ausbleiben der Menstruation können Hochleistungssport oder Abmagerungskuren usw. sein, starker Stress, aber auch eine Funktionsschwäche des Hypothalamus (hypothalamische oder sekundäre Amenorrhoe). Produziert der nun kein oder zu wenig GnRH, um es an die Hirnanhangdrüse zu senden, werden auch keine oder zu wenig Gonadotropine über die Blutbahn zu den Geschlechtsdrüsen geschickt: Die Geschlechtsorgane liegen sozusagen brach, es kommt zu keiner Östrogen- bzw. Androgenausschüttung. Innerhalb des Gehirns kontrolliert der Hypothalamus zudem direkt die Hypophyse und nicht die Keimdrüsen.
Von einem gesunden Hypothalamus werden die GnRH pulsatil, das heißt, regelmäßig pulsierend, abgegeben. Die Abgabefrequenz der GnRH bewirkt jeweils die Freisetzung von FSH und LH, die nach Bedarf in der Hypophyse gespeichert sind. Ein Beispiel: Nimmt die Patientin

Clomifen ein, um die Fruchtbarkeit zu steigern, so hat das eine Anti-
östrogenwirkung auf den Hypothalamus, was tatsächlich einer Erhöhung der GnRH-Pulsfrequenz entspricht. Infolgedessen wird die Hypophyse stimuliert, den FSH-Ausstoß zu erhöhen. Manchmal funktioniert nun der Hypothalamus nicht, wie er sollte, und die pulsierende
GnRH-Freisetzung ist gestört.

In solchen Fällen verabreicht der Arzt der Patientin (oder entsprechend
auch dem Patienten) Gonadotropin-releasing-Hormone (GnRH), die jedoch nur wirksam werden, wenn sie ebenso pulsatil abgegeben werden, um den gesunden, normal funktionierenden Hypothalamus zu imitieren.

Wie geschieht das? In ein Gerät von der Größe einer Kreditkarte und etwa einem Zentimeter Dicke wird die (Standard-)Dosis des synthetischen
GnRH gegeben. Die Methode wird pulsatile GnRH-Therapie genannt.
Die Frau – oder auch der Mann – trägt diese computergesteuerte Pumpe in einer Tasche mit Gürtel um den Bauch oder unter der Achsel. Zwei
Möglichkeiten stehen zur Verfügung, um das Hormon in den Körper zu
bringen: subkutan, das heißt durch die Haut, oder intravenös, über das
Venenblut also. Die meisten Patienten ziehen die subkutane Methode
vor, weil dann das Hormon in Abständen von 90 Minuten über einen
kleinen Katheter ganz in der Nähe der Pumpe unter die Haut gespritzt
wird – 16mal in 24 Stunden. Die exakte Dosierung, die individuell angepaßt werden kann, schließt eine Überdosierung und Hyperstimulati-
on vollkommen aus. Wenn die Ampullenfüllung zu Ende ist, legt der
Arzt eine neue Füllung ein. Möglicherweise wird der Eisprung bereits
nach einem Zyklus ausgelöst, durchschnittlich jedoch nach drei Zyklen.
Wenig Sinn hat es, die Behandlung länger als sechs Monate fortzu-
führen.

Es würde zu weit führen, an dieser Stelle detailliert sämtliche Hormonstörungen zu beschreiben, die bei einer Frau zu einer eingeschränkten
Fertilität führen können.

Welche Hormone wann und in welcher Dosierung zur Behandlung eingesetzt werden, ist individuell verschieden und hängt selbstverständlich
von den Untersuchungsergebnissen und Hormonspiegelmessungen ab.
Deshalb hier als Überblick noch einmal die wichtigsten Punkte einer
medikamentösen Hormontherapie bei Fruchtbarkeitsstörungen:

◆ Medikamente werden in der assistierten Reproduktion eingesetzt, um
   die Entwicklung der Follikel in den Ovarien zu verbessern und den
   Eisprung (Ovulation) herbeizuführen. Bei den weniger aufwendigen
   Verfahren (Insemination oder einfache Ovulationsauslösung mit zeit-

lich geplantem Geschlechtsverkehr) besteht das Ziel darin, möglichst nur eine, maximal aber zwei Eizellen zu erzeugen, um Mehrlingsschwangerschaften zu vermeiden. Bei den aufwendigeren Verfahren (IVF, GiFT usw.) zielt die Behandlung darauf ab, die Ovarien kontrolliert zu stimulieren, damit mehrere Follikel heranwachsen und mehrere Eizellen zur Befruchtung bereit stehen.

Als Medikamente verwendet man natürliche Hormone, die insgesamt als Gonadotropine bezeichnet und meistens aus menschlichem Urin gewonnen werden.

◆ Human Menopausal Gonadotropin (HMG) besitzt die kombinierte Wirkung der beiden natürlichen Fortpflanzungshormone, die von der Hypophyse gebildet werden – das luteinisierende Hormon (LH) und das follikelstimulierende Hormon (FSH). HMG wird während der frühen Phase der medikamentösen Behandlung verabreicht, um die Follikelentwicklung zu stimulieren.

◆ Menschliches Choriongonadotropin (HCG) besitzt die Wirkung von LH und wird eingesetzt, wenn die Follikelentwicklung abgeschlossen ist, um die endgültige Reifung der Eizellen auszulösen. Die Entnahme der Eizellen oder die Insemination erfolgt normalerweise rund 36 Stunden nach Gabe von HCG.

◆ Follikelstimulierendes Hormon (FSH) – ein anderes Präparat urinären Ursprungs – wird ebenfalls eingesetzt, um das Follikelwachstum anzuregen, und zwar wenn das LH nicht stimuliert werden soll.

◆ Viele Zentren – überwiegend im europäischen Ausland – beginnen die kontrollierte ovarielle Stimulation erst, wenn der natürliche Hormonzyklus der Patientin mit übergeordneten Hormonen kontrolliert und unterdrückt wurde (Downregulation). Dies wird mit Medikamenten erreicht, die als Gonadotropin-Releasing-Hormon-Agonisten oder GnRH-Agonisten bekannt sind. Es stehen verschiedene Zubereitungsformen (Depotspritzen, Injektionen, Nasensprays) und Verabreichungsprogramme zur Verfügung.

(Quelle: Organon GmbH)

Ungewollte Kinderlosigkeit ist das Problem eines Paares und nicht einer einzelnen Person. Zwar wünschen sich viele Männer genauso ein Baby wie ihre Partnerinnen, doch wenn es um die ärztliche Untersuchung geht, zögern sie. Um aber herauszufinden, warum eine Ehe kinderlos ist, ist es wichtig, daß sich beide Partner untersuchen lassen.

Und noch ein Punkt sollte nicht außer acht gelassen werden. Das Schwangerwerden ist abhängig vom Alter des Paares, besonders von dem der Frau. Möglicherweise hat sie ihrem Alter entsprechend anstatt von 12 bis 13 Eisprüngen nur noch 5 pro Jahr. Unter diesen Umständen weitere ein oder zwei Jahre zu warten, bis man ärztliche Hilfe in Anspruch nimmt, ist verschwendete Zeit. Denn gerade bei einem höheren Alter der Frau, etwa ab 35, wird Zeit kostbar.*

* Über hormonelle Behandlungsmethoden beim Mann und weitere Möglichkeiten der Infertilitätsbehandlung vgl. Helga Vollmer: Warum bekommen wir kein Kind?, München 1996

Die Wechseljahre

Tempus fugit – die Zeit flieht. Das meinten schon die alten Römer. Wir alle werden älter, und das Altern beginnt im Grunde genommen bereits vor der Geburt. Einen »Jungbrunnen« oder eine Quelle für ewige Jugend haben die Menschen zwar seit jeher gesucht, aber bis heute noch nicht entdeckt. Aber – wie man in Bayern sagt –: »A bissel was geht immer!« Tatsache ist, daß jeder altert, Mann wie Frau, aber mit einigen Unterschieden,* was wiederum teilweise eng mit der Hormonproduktion zusammenhängt: Beispielsweise ändert sich die reproduktive Funktion, das Kinderzeugen und -austragen, zwar bei beiden Geschlechtern, aber bei der Frau doch wesentlich gravierender als beim Mann. Das hat die Natur nun mal so eingerichtet, obwohl sie bei der Frau – so könnte man sagen – derzeit nicht unbedingt »auf dem neuesten Stand« ist. Aber darauf kommen wir noch.

Mit dem Klimakterium beginnen die Gonaden, ihre Produktion von Geschlechtshormonen zu senken und damit natürlich auch Trieb und Fähigkeit zur Fortpflanzung. Das betrifft übrigens nicht nur die Frauen, selbst wenn es gelegentlich völlig anders scheinen mag.

Auch Männer kommen in die Wechseljahre

Obwohl Männer mit zunehmendem Alter nicht mit einer vollständigen Einstellung der Produktion der männlichen Sexualhormone rechnen müssen, können auch sie etwa ab dem 40. Lebensjahr in eine Art »Wechseljahre« kommen, in das sogenannte Climacterium virile: Die Massachusetts Male Aging Study hat bestätigt, daß der Testosteronspiegel nun jährlich um 1 Prozent sinkt. In manchen Fällen haben Männer dann aufgrund dieses Testosteronabfalls ähnliche Symptome wie Frauen in den Wechseljahren: Schlafstörungen und rasche Ermüdbarkeit, Nachlassen von Gedächtnis- und Konzentrationsfähigkeit, Depressionen, Reizbarkeit, Kreislaufstörungen und Herzflattern, vegetative Beschwerden wie z. B. Hitzewallungen, verminderte Leistungsfähigkeit – auch im

* vgl. Helga Vollmer: Die Jahre zählen nicht, München 1993

Bett, weil die Libido abnimmt. Schließlich können ältere Männer dann ebenfalls eine Osteoporose bekommen, und eine weltweit verbreitete Erkrankung ist die benigne Prostatahyperplasie (BPH, gutartige Wucherungen der Prostatadrüsen), deren Entstehen unter anderem mit der Sexualhormonproduktion zusammenhängt. Prostatakarzinome nehmen ebenfalls zu: In den letzten zehn Jahren ist die Sterblichkeitsrate durch Prostatakrebs doppelt so groß gewesen wie die durch Brustkrebs. Genau wie bei der Frau können all diese Symptome beim Mann auftreten, sie müssen aber nicht. Sinkt der Testosteronspiegel noch weiter ab, kommt es zu einer »weiblichen« Verteilung des subcutanen (unter der Haut liegenden) Fettes an Hüften, Unterbauch und Gesäß, zur Entwicklung von ansatzweisen Brüsten, zu Erektionsstörungen, erektiler Impotenz, Hypogonadismus (Rückbildung der primären Geschlechtsorgane) und Infertilität (Zeugungsunfähigkeit). Ganz allgemein bildet sich mit dem Älterwerden die Muskelmasse des Mannes zurück, und es ändert sich die Verteilung des Fettgewebes. Bei den meisten Männern lagert sich das Fett im Nacken, an den Schultern und am Bauch ab (bei Frauen dagegen am Gesäß und an den Schenkeln). »Schuld« daran sind die Androgene. Denn sowohl die Skelettmuskulatur als auch das Fettgewebe enthalten sogenannte Androgenrezeptoren. Deshalb können Männer ebenfalls an (seniler) Osteoporose erkranken, wenn auch die Erkrankungsrate mit zunehmendem Alter nur halb so hoch ist wie bei Frauen. Dennoch: Osteoporose-bedingte Probleme nehmen bei Männern zu; vor allem ist die Sterblichkeitsrate als Folge dieser Erkrankung bei ihnen wesentlich höher als bei Frauen.

Allerdings ist die Rolle der männlichen Sexualhormone im Knochenmetabolismus (Knochenstoffwechsel) des Mannes noch nicht vollständig geklärt. Studien haben jedoch gezeigt, daß eine Testosterontherapie bei älteren Männern die Knochenbildung verbessert und den Auf- und Abbau von Knochensubstanz vermindert, was wiederum die Knochendichte erhöht. Man hat auch festgestellt, daß Männer mit einem erniedrigten Testosteronspiegel ein erhöhtes Risiko haben, kardiovaskuläre Erkrankungen zu bekommen.
Nicht nur das Testosteron allein, so stellte der berühmte Hormonforscher Prof. Bruno Lunenfeld aus Tel Aviv fest, hat einen Einfluß auf die Befindlichkeit des Mannes. Die Abnahme der Nebennierenhormone Dehydroepiandrosteron (DHEA) und Dehydroepiandrosteronsulfat (DHEAS) sind ebenso für gesundheitliche Probleme des alternden Mannes verantwortlich.
Untersuchungen von Prof. Dr. Bruno Allolio von der Universitätsklinik

Würzburg ergaben, daß die Substitution von DHEA bei Männern und Frauen unterschiedliche Wirkungen erzielt: Ein Schutz vor Tod durch Herzinfarkt wurde nur für Männer, nicht aber für Frauen nachgewiesen. Bei jungen Frauen führte die Gabe von DHEA zu einer Erhöhung von männlichen Hormonen, während die hohen Östradiolspiegel durch DHEA kaum verändert wurden. Umgekehrt veränderte die Verabreichung von DHEA bei älteren Männern (mit niedrigen DHEAS-Spiegel) die Testosteronkonzentrationen nicht wesentlich, sie erhöhte aber den Östradiol- und Östronspiegel. Allolio vermutet daher, daß DHEA bei Frauen eine Zunahme von männlichen Hormonen bewirkt und damit eine Verschiebung zur männlichen Seite hin, während es bei Männern eher zu einem Anstieg der weiblichen Hormone führt und daher zu einer Verschiebung in Richtung weibliche Komponente. Zwar war mit der Gabe von DHEA bei älteren Männern eine Steigerung des Wohlbefindens, eine Veränderung des Schlafmusters und eine positive Beeinflussung des Immunsystems, außerdem eine Zunahme der Muskulatur und eine Abnahme der Fettmasse zu verzeichnen, dennoch warnte Allolio ausdrücklich vor dem Kauf dieses Hormons im Supermarkt: Da mit DHEA massive Konzentrationen von männlichen und weiblichen Hormonen (beim jeweils anderen Geschlecht) erzeugt werden können, werde eine Einnahme ohne ärztliche Überwachung und Kontrolle nicht zum »Jungbrunnen«, sondern zur gesundheitlichen Gefahr (Weimar, 1997).

Wir wollen in diesem Zusammenhang aber nicht weiter auf die Folgen der nachlassenden Sexualhormonproduktion beim Mann eingehen, doch eines sollte noch gesagt werden: Fettleibige Männer haben einen niedrigen Testosteronspiegel, und – siehe oben. Richtig ist ferner, daß die Fähigkeit des Mannes, Sperma zu bilden, bis ins hohe Alter erhalten bleibt. So könnten also ziemlich alte Männer noch Kinder zeugen (theoretisch zumindest), bei Frauen hört die reproduktive Phase mit den Wechseljahren aber auf. Dieser »kleine Unterschied« ist für die Kirche sehr wichtig. Da die katholische Kirche Geschlechtsverkehr nur zum »Zwecke des Kinderkriegens« gestattet, wäre für eine Frau spätestens ab dem Klimakterium praktisch jeder Sex verboten. Diese Argumentation ist ebenso menschenverachtend und lebensfremd wie das von Johannes Paul II. im Jahre 1996 herausgegebene abstruse Dekret, daß Ehepaaren, die beim Sex verhüten, »eventuell« die Absolution erteilt werden könne, »vorausgesetzt, sie bereuen tief«.

Das Klimakterium der Frau

Mit dem Ende ihrer fertilen Phase und dem Eintritt in die Wechseljahre kommt auf die Frau erneut – nach Pubertät und Schwangerschaft – eine hormonelle Umbruchphase zu: das Klimakterium. Diese Umstellung im Hormonhaushalt dauert etwa fünf Jahre und entsteht dadurch, daß die Eierstöcke allmählich ihre Funktion einstellen, so daß die Frau irgendwann (auf natürlichem Weg) keine Kinder mehr bekommen kann. Warum die Eierstöcke früher altern als die Hoden des Mannes, ist noch nicht genau geklärt. Man nimmt jedoch an, daß die Phase der Eierstocktätigkeit und die Lebensdauer der Follikel mit ihren Eizellen genetisch, das heißt, durch das Erbprogramm, festgelegt sind. So verhindert die Natur, daß ältere Frauen schwanger werden.

Was sicherlich einen Sinn hat, da Schwangerschaft und Entbindung in jeder Lebensphase gewisse Risiken mit sich bringen, speziell aber bei einer etwas älteren Frau die Gesundheit nachhaltig gefährden können. Möglicherweise ist dies ein Überbleibsel aus Zeiten unserer Urahnen: Angesichts der kurzen Lebenserwartung unserer Ururureltern war eine entsprechend lange Zeit zur Aufzucht der Kinder nicht gewährleistet – worüber sich gerade heutzutage viele Männer einer Altersklasse, wo sie eigentlich bereits Großvater sind oder sein könnten, einfach hinwegsetzen.

Ähnlich wie in der Pubertät oder Schwangerschaft macht das Klimakterium etwa zwei Drittel der Frauen mehr oder weniger schwerwiegende Probleme, dem restlichen Drittel dagegen so gut wie keine. Dabei sind gerade solche hormonbedingten Schwierigkeiten relativ leicht zu beheben. Die Gabe von oder besser der Ersatz mit – im Gegensatz zur Pille – natürlichen Hormonen wirkt hier tatsächlich wie eine Art »Jungbrunnen«: Sie geben Gesundheit, sie können Leben verlängern, Krankheiten abwenden, das innere wie äußere Wohlbefinden wiederherstellen bzw. sogar verbessern und – last but not least – sie beeinflussen positiv das Aussehen.

Was passiert?

Das Klimakterium wird in drei Abschnitte eingeteilt:
◆ in die Prämenopause, die etwa sechs Jahre vor der eigentlichen Menopause beginnt,
◆ in die Menopause, die Zeit der letzten Menstruation plus das Jahr danach, und
◆ in die Postmenopause, die bis etwa sechs Jahre nach der Menopause dauert.

Im Durchschnitt kommen die Frauen heute zwischen 53 und 55 Jahren in die Menopause, ihre durchschnittliche Lebenserwartung beträgt jedoch inzwischen über 81 Jahre. Die Frau muß ab nun ohne oder mit zu wenigen weiblichen Sexualhormonen bis zum Lebensende auskommen. Das ist nicht ganz einfach.

Absinken des Hormonspiegels im Blut

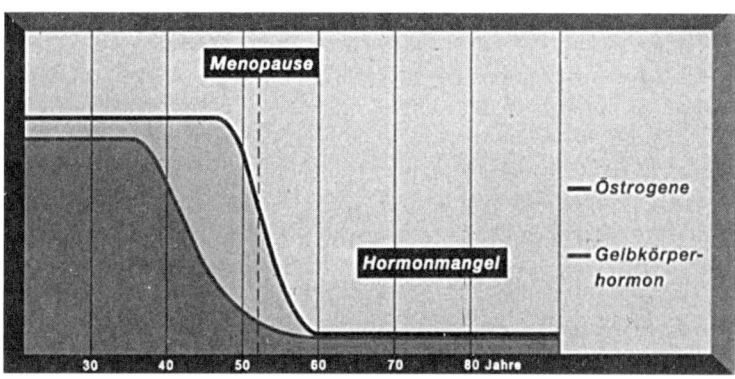

© Solvay

Denn mit dem Nachlassen der Progesteron- und Östrogenbildung fehlen dem weiblichen Körper Hormone, die nicht nur für die Fortpflanzung wichtig sind.
Bekanntlich beeinflussen die weiblichen Sexualhormone ja auch die Regelung zahlreicher Stoffwechselvorgänge, den Kreislauf, den Aufbau der Knochen, die Gestaltung der (Schleim-)Haut und die Reizübertragung im Nervensystem und – das weiß man erst seit einiger Zeit – Hirn- und Gedächtnisleistungen. Sie schützen zudem vor bestimmten Erkrankungen wie Infarkt, Knochenabbau (Osteoporose) und vermutlich auch teilweise vor Morbus Alzheimer.
Erste körperliche Signale für den Eintritt in die Prämenopause können sein
◆ Müdigkeit und Schlafstörungen,
◆ Nervosität und Reizbarkeit,
◆ Kopfschmerzen
◆ Spannungsgefühl in den Brüsten,
◆ Herzunruhe
◆ Hitzewallungen (Flushs) und unbegründete Schweißausbrüche.

Sicherlich spüren nicht alle Frauen diese »Unordnung« im Hormon-haushalt gleich intensiv, und sie leiden nicht gleichzeitig und nicht unter all diesen Symptomen. Bei solchen Anzeichen eines klimakterischen Syndroms handelt es sich nicht um Krankheiten, sondern um die Resultate der Verschiebung der Sexualhormone in ihrer Relation zueinander. Die Menstruation kann ausbleiben, sich verspäten, aber auch zu früh einsetzen. Sie kann sogar monatelang aussetzen und dann für einige Zyklen wiederkehren. So ziemlich alle Varianten sind möglich, ebenso wie ganz schwache oder sehr starke Blutungen, länger dauernde oder ganz kurze. Der Grund: Die Eibläschen im Eierstock reagieren nicht mehr so sicher und regelmäßig auf die Steuerungshormone der Hirnanhangdrüse. Eine Eireifung findet nur noch gelegentlich statt, nicht nur die Tätigkeit der Eierstöcke, sondern auch der Vorrat an Follikeln erschöpft sich allmählich. So kann beispielsweise nach einem längeren Ausbleiben der Periode irgendwann eine sehr starke Regelblutung auftreten, die unter Umständen ohne ärztliche Hilfe nicht aufhört. In diesem Fall wachsen die Eibläschen ohne Eisprung weiter und bilden dadurch vermehrt Östrogene. Weil sich dann irgendwann die überschüssige Gebärmutterschleimhaut ablöst, kommt es statt zyklischer Blutungen zu unerwarteten Zwischenblutungen.

Gelegentlich hört man von der Perimenopause. Sie umfaßt, ganz exakt ausgedrückt, den Zeitraum vom Beginn unregelmäßiger Zyklen bis zu den zwölf Monaten nach der letzten Monatsblutung, also der eigentlichen Menopause. Das Paradoxe daran ist, daß die Frau frühestens ein Jahr später überhaupt erst feststellen kann, wann sie begann und endete. Denn infolge der unregelmäßig eintretenden Blutungen weiß sie auch nach Monaten nicht, ob es sich beim letztenmal tatsächlich auch um das letzte Mal gehandelt hat. Erst wenn zwölf Monate ohne irgendeine Blutung verstrichen sind, steht mit ziemlicher Sicherheit fest, daß sie sich nun endgültig in der Postmenopause befindet.

Ein neuer »Lebensabschnitt« kommt jetzt auf die Frau zu. Abgesehen davon, daß sie keine Kinder mehr bekommen kann und ihre Periode ausbleibt – die Frage ist, ob diese ganze Angelegenheit nicht etwas zu sehr hochgespielt wird und deswegen vielen Frauen vor diesem Lebensabschnitt graust. Damit sind keinesfalls die sich aus der nachlassenden Hormonproduktion ergebenden Beschwerden und Krankheiten gemeint. Die sollten auf jeden Fall behandelt werden!

Aber manche Frauen dieser Altersklasse haben möglicherweise noch das Bild ihrer Großmütter vor Augen: Alte Frauen und verhuzelte Mütterchen, wie sie im Buche stehen – in vielen Schulbüchern bedauerlicherweise heute noch –, mit tiefen Runzeln im Gesicht, die immer klei-

ner und buckeliger, immer dicklicher und träger wurden, die auf ihre Enkel aufpaßten und für sie leckere Sachen kochten, die sonntags in die Kirche gingen und an mehr oder weniger jeder Beerdigung teilnahmen … Eigentlich keine Frauen im Sinne des Wortes mehr, sondern weibliche Neutren, bei denen man sich als Kind ausweinen konnte, die einen trösteten. Aber bestimmt nicht agil im Beruf und unternehmungslustig in ihrer Freizeit waren, sportlich, reisefreudig oder gar sexy!
Das Frauenleben ist anders geworden, glauben Sie mir!

Keine Angst vor Veränderungen

Die Frauen Ende des 20. Jahrhunderts sind meist berufstätig und nicht mehr »nur« Hausmütterchen. Noch nie gab es so attraktive Großmütter, so geschäftlich versierte, sportliche, unternehmungslustige und selbstbewußte Frauen von 50, 60, 70 und mehr Jahren. Und dennoch sind Klimakterium und Wechseljahre etwas, vor dem sich immer noch viele Frauen fürchten; und nicht allein sie, auch Ehepartner, Kinder, ja sogar manche Ärzte haben einen Horror davor. Frauen im Klimakterium und womöglich noch mit klimakterischen Beschwerden gelten als launisch, unberechenbar und schwierig. Was nicht nur hormonelle Ursachen hat. Einerseits weiß man zwar über die Auswirkungen des sinkenden Hormonspiegels Bescheid, aber es geschehen bei der Frau auch noch andere Dinge, unerklärliche und unerklärbare, vor allem aber spielen soziokulturelle Einflüsse in unserer Gesellschaft eine große Rolle. Während bei den Indianern Frauen nach den Wechseljahren den Männern fast gleichgestellt sind, sieht das bei uns völlig anders aus, in einer Gesellschaft, die, zumindest das weibliche Geschlecht betreffend, ungeheuer auf Jugend und jugendliches Aussehen fixiert ist.
Der mit den Jahren erworbene Gewinn an Lebenserfahrung und Reife wird gesellschaftlich und speziell von seiten der Männer nur selten gewürdigt. Sehen wir uns doch nur die tägliche TV-Werbung, die Anzeigen oder irgendwelche Filme an: An den älteren und zugegebenermaßen gutaussehenden Mann (wie er weiß Gott nur selten der Realität entspricht) schmiegt sich (s)ein 20 bis 30 Jahre jüngeres Weibchen und himmelt ihn an. Er wirkt sportlich und fit, seriös und doch draufgängerisch, gutsituiert, erfahren – wie ein Mann, der alle Frauenwünsche erfüllt. Frauen desselben Alters sind stets mollige »Muttitypen« und dürfen für bestimmte Kaffeesorten (möglichst in der Rolle der Schwiegermutter), für Waschmittel oder Haftpulver für die dritten Zähne werben.

Sicherlich spielt diese »Suggestion« mit eine Rolle, warum viele Männer mittleren Alters sich eine neue, vor allem junge Partnerin suchen und oft noch einmal Vater werden wollen, während sie gleichzeitig von ihren Kindern aus erster Ehe zum Großvater gemacht werden.* Immer noch gilt der ältere Mann, der ein Kind mit einer wesentlich jüngeren Partnerin zeugt, als »toller Typ«. Mag er persönlich die »Junge« zwar als »Jungbrunnen« empfinden, doch allein schon von der Optik her läßt sie ihn älter aussehen; und vermutlich in einigen Jahren das auch fühlen. Denn in absehbarer Zeit ist dann auch der »sportlichste Traummann« ein älterer Herr, dessen Kind gerade in der Pubertät und dessen Zweitfrau immer noch 30 Jahre jünger und nun tatsächlich »im besten Alter« ist (Frauen haben nicht nur eine längere Lebenserwartung, sie altern auch langsamer, und dies ganz sicher, wenn sie dem Körper die fehlenden Sexualhormone ersetzen).

Hinzu kommt die bereits erwähnte frauenfeindliche Haltung der Kirche – wen wundert, daß viele Frauen sich mit dem Beginn der Wechseljahre ins soziale Abseits gedrängt fühlen oder gar drängen lassen. Zwar wird in den zahlreichen Büchern zum Thema »Menopause« oder »Wechseljahre« den Leserinnen immer wieder von der »Selbstverwirklichung« vorgeschwärmt, nur was heißt das?

Wenige Chefs ziehen eine zuverlässige und erfahrene »reifere« Frau einem jungen Mädchen vor – schon gar nicht in Zeiten hoher Arbeitslosigkeit; die erwachsenen Kinder sind froh, daß es »Mutter« gibt zum Kinderhüten, und meinen, die müßte dafür auch noch dankbar sein; und zahlreiche Ehemänner stecken in der »midlife crisis«, weil sie nicht akzeptieren wollen, daß auch sie nicht mehr die Jüngsten sind. Die »Berliner medizin-psychologischen Klimakteriumsstudien« von Prof. Rosemeier und Frau Dr. Schultz-Zehden (1996) ergaben, daß Frauen mit einem traditionell weiblichen Rollenverhalten (passiv, freundlich, zugewandt, ausgleichend, um die Beziehung bemüht) stärker unter den Wechseljahren litten als selbstbewußte Frauen, die mehr die männlich-instrumentellen Eigenschaften verkörperten. Und es stellten sich schwerwiegende Zusammenhänge zwischen dem seelischen und dem körperlichen Empfinden heraus: Nicht-erwerbstätige Frauen hatten weitaus mehr klimakterische Beschwerden als berufstätige Frauen. Auch litten Frauen, die öfter Sport trieben, deutlich unter weniger Beschwerden.

Wie sehen nun klimakterische Beschwerden aus? Vor allem aber, was

---

* vgl. Helga Vollmer: Ich fühl mich fix und fertig. Das Burnout-Syndrom, Wien 1996

kann man dagegen tun? Und ganz speziell: Wie können Hormone helfen?

Im folgenden sollen nun einzelne Störungen während und nach den Wechseljahren beschrieben und erklärt werden, wie und mit welchen Hormonen Störfaktoren und sogar Krankheiten ausgeschaltet werden können.

Fertile und infertile Phase im Leben einer Frau

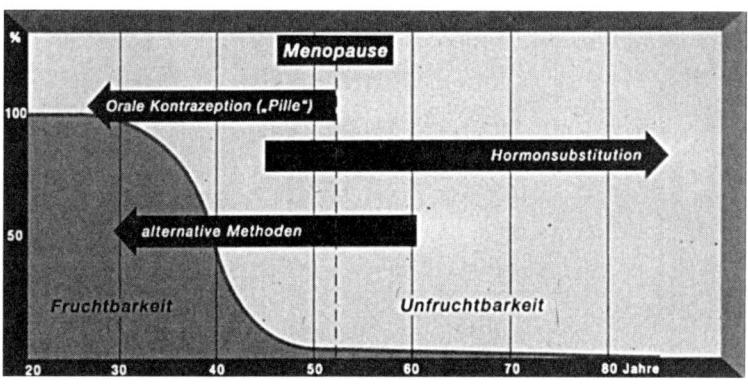

© Solvay

Das vegetative Nervensystem schlägt Kapriolen

Eines vorweg: 30 bis 35 Prozent der Frauen spüren die Wechseljahre nur ab und zu ziemlich schwach. Das heißt, nicht alle Frauen haben Probleme, wie sie im folgenden beschrieben werden. Vor allem leidet keine einzige Frau an sämtlichen dieser Störungen. Womit aber ziemlich alle Frauen zu irgendeinem Zeitpunkt der Wechseljahre konfrontiert werden, sind vegetative Störungen.

Das vegetative Nervensystem steuert alle Organe mit lebenswichtiger Funktion: Herztätigkeit, Atmung, Verdauung und unter anderem auch die Wärmeregulierung. Funktionen des vegetativen Nervensystems können allein durch den Willen nicht beeinflußt werden.

Hitzewallungen, das häufigste vegetative Symptom, treten bei rund 70 Prozent aller Frauen auf; ebenso Schwitzen und Schwindel als kurzdauernde, vorübergehende Störungen der peripheren Durchblutung.

Schuld daran ist nicht allein der Östrogenmangel, sondern die »Unordnung« im Hormonhaushalt. Die Hypophyse registriert den zu niedrigen Östrogenspiegel und schüttet nun vermehrt Hormone aus, um die Eierstöcke zu ihrer normalen Östrogenproduktion anzuregen. Doch die sind zu erschöpft, um entsprechend antworten zu können. Die Hirnanhangdrüse versucht weiter durch laufend verstärkte Reize dem Östrogenmangel entgegenzuwirken, und so entgleist das System immer wieder.

Nervosität, Reizbarkeit, Kopfschmerzen, Schlaflosigkeit und unbegründete Ängste fallen ebenso unter die vegetative Symptomatik wie depressive Verstimmungen und plötzliche unbegründete Traurigkeit. Verstärkt werden diese Probleme, möglicherweise sogar teilweise dadurch zusätzlich ausgelöst, durch Fragen nach dem Sinn des Lebens: Der Mann hat sich beruflich etabliert und einen Kollegenkreis, die Kinder verlassen das Haus, das Hausfrauen- und Mutter-Dasein neigt sich dem Ende zu, die Erziehungsaufgaben sind abgeschlossen, was nun? Speziell Frauen, die sich bereits in frühen Jahren ausschließlich auf die Rolle der Ehefrau und Mutter fixiert haben und möglicherweise sowieso zu Stimmungsschwankungen neigen, bekommen nun dieses sogenannte »empty-nest-Syndrom«. Und Depressionen sind vorprogrammiert, wenn neben den Kindern auch noch der Ehemann seine »midlife crisis« bzw. seinen »Johannistrieb« auslebt und sich jüngeren Frauen zuwendet. Wie man am Beispiel Prominenter sieht, nichts Ungewöhnliches, wenn auch in den meisten Fällen der langjährigen Ehefrau und Mutter der Kinder (aus dieser Ehe) gegenüber nicht fair. Wer will schon beiseite gelegt werden wie ein abgelaufener Schuh?

Gegen diese vegetativen Störungen hilft eine Östrogensubstitution (um was genau es sich dabei handelt, werden wir gleich erfahren), die auch das Stimmungsbarometer steigen läßt, viele Schlafstörungen beseitigt, vor allem das nächtliche Schwitzen, und oft auch unerklärbare Kopfschmerzen oder Migräneattacken.

Vor etwa zehn Jahren ist an der Frauenklinik des Allgemeinen Krankenhauses in Wien eine Menopause-Sprechstunde eingerichtet worden. Sie hat Pionierarbeit geleistet, nicht nur in der Versorgung postmenopausaler Österreicherinnen, sondern auch in der Erforschung dieses Hormonmangelzustandes, seiner vielfältigen Auswirkungen und vor allem der Therapiechancen. Österreich war vor zehn Jahren in Mitteleuropa beim Gebrauch von Substitutionshormonen das Schlußlicht, berichtete der Leiter dieser Abteilung, Prof. Dr. M. M. Metka, auf dem 8. Internationalen Menopausen-Kongreß in Sydney (1996). »Jetzt sind wir nach Angaben eines englischen Epidemiologen an erster Stelle in Europa.«

Seinerzeit reduzierten nicht nur die Frauen, sondern auch viele Ärzte das Klimakterium noch auf das Problem der Hitzewallungen, inzwischen weiß man, daß der Hormonmangelzustand noch viele andere Beschwerden auslösen kann. Durch den Hormonmangel entstehen mehrere organische Veränderungen:

Folgen des Hormonmangels

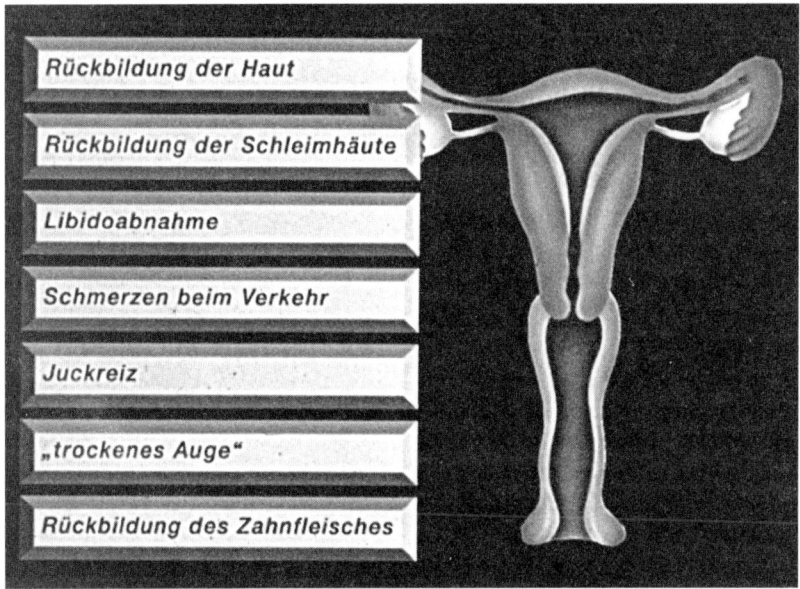

Rückbildung der Haut

Rückbildung der Schleimhäute

Libidoabnahme

Schmerzen beim Verkehr

Juckreiz

„trockenes Auge"

Rückbildung des Zahnfleisches

© Solvay

Schmerz oder Lust beim Geschlechtsverkehr?

Manche Frauen bekommen im Laufe der Wechseljahre Schwierigkeiten beim Sex. Der Grund dafür ist, daß die inneren und äußeren Genitalien sehr empfindlich auf das verminderte Östrogenangebot reagieren. Infolge des Östrogenmangels wird die Schleimhaut in der Vagina (Scheide) trockener und dünner, schrumpft und verliert an Elastizität (Atrophie). Die betroffene Frau hat Schmerzen beim Geschlechtsverkehr, sie kann ihn nicht mehr genießen, weil sich bei bestimmten Manipulationen die Vaginalschleimhaut sogar entzündet oder extrem leicht verletzt wird. Keine Frau sollte sich genieren, darüber mit ihrem Frauenarzt zu sprechen.

Zum einen, weil es sich um ein durch Östrogenmangel bedingtes Problem handelt, das im Anfangsstadium relativ leicht zu beheben ist, zum anderen, weil ihr eine befriedigende Sexualität zusteht. Falsche Scham wäre hier am falschen Ort! Ebenso Enthaltsamkeit.

Außerdem droht einer nicht behandelten, atrophierten Scheide eine weitere Gefahr: Sie wird zum idealen Nährboden für Pilze und Keime, für alle möglichen Arten von Infektionen. Denn bisher herrschte in der Scheide ein saures Milieu, in dem Pilze und Krankheitskeime schlecht gedeihen konnten. In der Menopause verringert sich dieser Säurewert, und das restliche Sekret wechselt mehr in den alkalischen, neutralen Bereich über. So ähnlich sind die Folgeerscheinungen nach einer Behandlung mit beispielsweise Antibiotika. Die in der Scheide lebenden, schützenden Bakterien (Scheidenmilieu) arbeiten in einem neutralen Sekret nicht mehr so gut wie bisher. Es kommt zu

◆ weißlich-gelbem Ausfluß oder
◆ wäßrig-blutigem (bräunlichem) Ausfluß,
◆ Brennen und Juckreiz in der Scheide,
◆ Empfindlichkeit bei Berührung der Scheide,
◆ Schmerzen beim Geschlechtsverkehr.

Einen Ausfluß (Fluor vaginalis) wird der Arzt immer anhand eines Abstriches auf krankheitserregenden Bakterien, Pilzinfektionen oder Trichomenaden untersuchen. Bleiben Entzündungen der Scheide unbehandelt, können sie sich über den gesamten Genitalbereich ausbreiten, und die Behandlung ist dann langwierig und unangenehm.

Hier wirken Hormone vorbeugend und heilend. So genügt bei leichteren Fällen bereits eine vaginal angewendete Östrogencreme, bei der die Hormone von der Haut absorbiert werden.

Probleme mit der Blase

Millionen von Frauen – schätzungsweise bereits jede zehnte der 50- bis 60jährigen – leiden speziell während und nach der Menopause an einem Problem, das bedauerlicherweise nur 20 Prozent von den Betroffenen mit ihrem Arzt besprechen: an einer Harninkontinenz.

Unter Harnkontinenz versteht man die Fähigkeit, den Urin zu gewählter Zeit und an gewähltem Ort aus der Blase entleeren zu können. Mit Inkontinenz ist das Gegenteil gemeint, nämlich der unkontrollierte und unfreiwillige Abgang von Harn. Für die Betroffenen (auch alte Männer können daran leiden aufgrund anderer Ursachen) entsteht damit ein oft großes soziales und hygienisches Problem, das unbehandelt mit steigendem Alter zunimmt: Von den über 70jährigen sind etwa 40 Prozent betroffen, und diese Blasenschwäche ist einer der häufigsten Gründe für Einschränkungen verschiedenster Aktivitäten. Viele Frauen erleben es als etwas Erschreckendes, sie schämen sich, und sie scheuen sich, deswegen zum Frauenarzt oder zum Urologen zu gehen. Und genau das ist falsch! Denn je früher sich eine Frau behandeln und die Ursachen für die Inkontinenz herausfinden läßt, umso leichter kann das Problem behoben werden. Deswegen soll dieses »Tabu-Problem« hier etwas ausführlicher beschrieben werden.

Wie kann der Arzt die Inkontinenz diagnostizieren?

Der ärztliche Leiter der Neuro-Urologischen Ambulanz der Universitätskliniken Innsbruck, Prof. Helmut Madersbacher, vertritt die Ansicht (Med. Trib. Suppl. 9, 1996), daß die Basisdiagnostik eine gezielte Anamnese (Krankengeschichte), eine zielgerichtete klinische Untersuchung, die Harnanalyse, die Restharnbestimmung und das Blasenentleerungsprotokoll beinhaltet.

Dabei stellt der Arzt ganz bestimmte Fragen (die keiner Patientin peinlich sein müssen. Der Arzt ist da, um Hilfe zu leisten, und fragt nicht aus persönlicher Neugier):

◆ Seit wann besteht ein unfreiwilliger Harnabgang? Bei welcher Gelegenheit?
◆ Besteht beim Harnabgang zwanghafter Harndrang?
◆ Erfolgt der Harnabgang beim Husten oder Heben schwerer Lasten?
◆ Sind die Blasenentleerungen schmerzhaft?
◆ Wie hoch ist der Leidensdruck, wie die soziale Situation?
◆ Welche Medikamente werden eingenommen?
◆ Wie sind die Stuhlgewohnheiten?
◆ Wie steht es um das Sexualleben?

Aufgrund der Basisdiagnostik kann bereits bei einem hohen Prozentsatz der betroffenen Frauen mit einer konservativen (= Gegenteil von operativen) Behandlung begonnen werden.

Was haben Hormone mit Blasenproblemen zu tun?

An Blase und Harnröhre sorgen die Östrogene unter anderem für eine gute Durchblutung und Gewebespannung sowie für einen optimalen Aufbau der Schleimhaut. Ein Mangel an Östrogenen – wie er mit den Wechseljahren entsteht – kann folglich zu einer Abnahme von Durchblutung, Gewebespannung und Bildung kollagener Fasern führen. Die

Folge ist eine Lockerung der Schließmuskelstrukturen an Blasenhals und Harnröhre, eine trockene Scheide und eine nachlassende Verschluß-funktion der Harnröhre. Bei Frauen mit einer Schwäche der Beckenbo-denmuskulatur, beispielsweise als Folge schwerer Geburten, senken sich zudem die hintere Harnröhre, Blasenhals und Blasenboden in die Scheide; verstärkt wird diese Schwäche durch den Östrogenmangel. Die Schließmuskulatur der Harnröhre funktioniert nicht mehr einwandfrei, so daß beim Niesen, Husten, Lachen oder auch bei einer Reflexbewe-gung unkontrollierbare und ungewollte kleine Schübe von Urin abge-hen. Durch die ständige Blasenreizung kommt es zu häufigem, schmerzhaftem und schließlich nicht mehr unterdrückbarem Harn-drang. Eine weitere Folge des Hormonmangels sind immer wieder In-fektionen im Bereich der Harnwege und Geschlechtsorgane.

Viele Frauen meinen, diese Beschwerden gehörten notgedrungen zum Älterwerden, und nichts sei daran zu ändern. Das stimmt nicht! Bei leichteren Formen und zu Beginn der Harninkontinenz hilft schon eine Behandlung mit natürlichen Östrogenen (z. B. mit Estriol) lokal, also in der Scheide. Die entzündlichen Veränderungen an Vagina und Harn-röhre klingen dann ab. Das ist umso mehr ein Grund, bereits bei den er-sten Anzeichen einer Blasenschwäche zum Arzt zu gehen.

Untersuchungen zufolge vergehen jedoch zwischen den ersten Sympto-men und dem Arztbesuch oft bis zu fünf Jahre und mehr, weil

◆ die Beschwerden als »natürlich« und »altersbedingt« betrachtet wer-den oder

◆ weil das Beschwerdebild aus Gefühlen der Scham und »Peinlichkeit« tabuisiert wird.

Die häufigste Form der Harninkontinenz ist die Stressinkontinenz, außerdem gibt es noch die Urge-, Überlauf- und Reflexinkontinenz so-wie Mischformen. Dabei kommen zum Östrogenmangel die in der Post-menopause häufig auftretenden Scheiden- und/oder Blasensenkungen, die durch Übergewicht noch verstärkt werden.

Wie Sie sehen, ist der Östrogenmangel zwar der auslösende Faktor für Harn- oder Stressinkontinenz, aber nicht die einzige Ursache.

Vorschub für dieses unangenehme Leiden leisten neben Entbindungen schwere körperliche Arbeit, eine Bindegewebsschwäche und eine un-genügende Funktion des Beckenbodens. Insgesamt sind die Ursachen für eine Harninkontinenz vielschichtig, weswegen eine genaue Diagno-se notwendig ist, um für jede Inkontinenzform entsprechend gezielte Maßnahmen einzuleiten.

Durch die Zufuhr von Östrogenen, am besten dort, wo sie am ehesten gebraucht werden, nämlich in der Scheide, kann die Durchblutung gesteigert und die Qualität der Schleimhaut und Muskelzellen verbessert werden.

Wird eine Harninkontinenz nicht behandelt und können Reste des Harns nicht ausgeschieden werden – was dann ebenfalls geschieht –, kann dies nach einiger Zeit zu Nierenfunktionsstörungen führen oder zu chronischen Harnwegsinfekten. Außerdem wird durch die Feuchtigkeit und die Zersetzungsprodukte des Urins die Haut ständig gereizt. Das ist nicht nur sehr schmerzhaft, sondern führt leicht zu Entzündungen und (Pilz-)Infektionen.

Eine Inkontinenz entsteht nicht von einem Tag auf den anderen, sondern entwickelt sich mit der Zeit. Das bedeutet, daß die Frau einiges für sich selbst tun kann:
Neben der medikamentösen Behandlung der Inkontinenz wird der Arzt auf jeden Fall zur Beschleunigung der Therapie und für eine bessere Zukunft ein Beckenbodentraining empfehlen. Diese Gymnastik kann und sollte jede Frau auch zur Vorbeugung machen, um die Beckenmuskulatur zu kräftigen.

Beckenbodentraining
- Legen Sie sich mit gestreckten, gekreuzten Beinen auf den Rücken. Wenn Sie nun die Außenseite der Füße fest gegeneinander pressen, erzielen Sie gleichzeitig eine Spannung im Becken- und im Gesäßmuskel.
- Legen Sie ein Tampon ein und kneifen Sie die Scheidenmuskulatur fest zusammen, während Sie versuchen, das Tampon herauszuziehen. Die Stärke der Beckenmuskulatur ist für sämtliche Organe im Becken, für den Kreislauf und die Atmung – und nicht zuletzt für den Sexualverkehr – wichtig.
- Tampon- oder kegelförmige Konen werden als Hilfsmittel angeboten. Man führt sie in die Scheide ein und versucht sie zu halten. Dabei beginnt man mit dem leichtesten Konus und steigert das Gewicht allmählich, was zugleich Aufschluß über die Funktionstüchtigkeit der Muskulatur gibt.
- Und hier noch eine Übung, die Sie fast überall unauffällig im Sitzen machen können: Neigen Sie sich etwas vor, so daß sich das Gewicht des Oberkörpers genau über der Scheidenöffnung befindet. Spannen, kneifen und saugen Sie die Scheidenöffnung hoch und halten Sie sie für 10 bis 20 Sekunden, lassen Sie dann für 10 Sekunden los und entspannen Sie die Muskulatur.

Machen Sie diese Übung so oft wie möglich, am Schreibtisch, beim Telefonieren, im Auto, beim Essen – Gelegenheiten gibt es reichlich –, und versuchen Sie, die Anspannung bis auf 30, 40 Sekunden auszudehnen. Die Entspannung sollte immer doppelt so lange dauern. Diese »Kneifübungen« können Sie sogar während des Geschlechtsverkehrs machen, kein Mann wird sie als unerotisch empfinden – ganz im Gegenteil.

Ebenso wichtig wie das Beckenbodentraining sind weitere Maßnahmen wie Gewichtsreduktion bei Übergewicht, Regelung des Stuhlgangs bei chronischer Verstopfung (Obstipation) sowie das Vermeiden von Beckenbodenstress durch ständiges Husten bei chronischer und/oder Raucherbronchitis.

Wem eine medikamentöse Therapie mit Hormonen und/oder anderen Medikamenten nicht mehr helfen kann, beispielsweise weil sich die Gebärmutter zu sehr gesenkt hat und zu stark auf die Blase drückt, muß sich operieren lassen. Solche Operationen kann man entweder von der Scheide aus oder über einen Unterbauchschnitt vornehmen. Eine Östrogenbehandlung im Anschluß an die Operation sowie Beckenbodentraining sind eigentlich unerläßlich.

Probleme mit dem Zahnfleisch

Nicht nur die Vaginalschleimhaut, auch die Schleimhaut im Mund spürt den Östrogenmangel. Typische Symptome sind Schleimhautbrennen, Mundtrockenheit und Geschmacksstörungen. Oft zieht sich das Zahnfleisch von den Zahnhälsen zurück, bildet Taschen, reagiert überempfindlich, blutet leicht und entzündet sich sehr schnell, besonders dort, wo Zahnersatz auftrifft. Eine Schleimhautatrophie kann also sowohl in der Vagina als auch im Mund auftreten.

In einer Studie wurden Patientinnen mit diesen Beschwerden und einer Prothesenunverträglichkeit sowie weiteren Symptomen des Östrogenmangels mit konjugierten Östrogenen (was das ist, erfahren wir noch) behandelt. Bereits nach einem Monat verzeichneten die meisten Patientinnen Besserungen ihrer Beschwerden in der Mundhöhle und ihres Allgemeinbefindens.

Hormone gegen Augenbeschwerden

Viele Frauen registrieren im Klimakterium Sehverschlechterungen und Augenbeschwerden und meinen auch hier, dies seien normale Erscheinungen des Alterns. Daß diese Symptome in Zusammenhang mit dem Sinken des Hormonspiegels stehen, ziehen selbst Augenärzte kaum in Betracht.

In der Wiener Universitäts-Frauenklinik wurden, neben anderen Wechseljahrproblemen, speziell diese Beschwerden untersucht. Die Patientinnen klagten an erster Stelle über eine Sehverschlechterung ab Eintritt in das Klimakterium, über trockene Augen mit Brennen, Druckgefühl, Kratzen, Fremdkörpergefühl und über Lichtempfindlichkeit. Bei sämtlichen Frauen besserte sich schon nach einmonatiger Einnahme von konjugierten Östrogenen sowie eines zusätzlichen Gestagenpräparates während der letzten zehn Tage des Monats die Sehkraft. Der Grund: Weibliche Sexualhormone, besser Östrogene, beeinflussen positiv die Qualität der Tränenflüssigkeit. In den Wechseljahren, wo Frauen mit natürlichen Hormonen substituiert werden – im Gegensatz zu den synthetischen der Pille –, geschieht also genau das Gegenteil wie bei der Pille: Nun verbessern die Sexualhormone sogar die Sehkraft und lindern Augenbeschwerden.

Zusammenfassend kann man sagen, daß Östrogene die Durchblutung und Rehydralisierung (ausgetrocknetes Gewebe speichert wieder Wasser) fördern und die Synthese von Collagen und anderen Proteinen steigert. Dadurch kommt es zu vorteilhaften Auswirkungen auf die Haut – ja, auch die Haut im Gesicht und am Hals wird durch die bessere Durchblutung und Feuchtigkeitsspeicherung wieder straffer, glatter und faltenfreier – sowie auf die Schleimhäute (Mund, Nase, Auge, Vagina).

Schöne Haut und weniger Falten dank Hormonen

Östrogene werden Ihnen keine ewige Jugend schenken, aber sie können Ihr Aussehen erheblich verbessern. Frauen unter Östrogensubstitution sind nicht nur wesentlich agiler, sondern sie sehen auch jünger aus, als sie den Jahren nach sind. Ihre Haut bleibt dicker, feuchter, fetthaltiger und geschmeidiger und ist dadurch faltenfreier. Ihre Muskeln bleiben straffer, und ihre Haare sind voller und kräftiger. Es ist wissenschaftlich nicht nachgewiesen, aber meistens bleibt sogar die natürliche Haarfarbe länger erhalten.

Erinnern Sie sich an die Akne als Folge eines Überschusses an Testosteron, dem männlichen Sexualhormon? Und wie man sie – zumindest bei Mädchen – wegbekommt? Nämlich mit einem weiblichen Sexualhormon, dem Östrogen. Erinnern Sie sich auch an Haarwuchs bzw. Haarausfall? Beides läßt sich durch Östrogene normalisieren. Es steht fest, daß die Sexualhormone Einfluß auf unsere Haut besitzen: männliche Hormone regen den Haar- bzw. Bartwuchs an, aber auch die Talgdrüsen. Folglich sind die Hormone ebenfalls verantwortlich für eine geruchliche Komponente, für das, was »weiblich« oder »männlich« am Körper und auf der Haut riecht und was letztendlich die Libido des anderen Geschlechts anregt.

Nicht nur Augen und Schleimhaut profitieren von den Östrogenen, sondern auch die Haut im Gesicht, am Hals, an den Händen und dem gesamten Körper. Frauen wissen im Grunde genommen um den Hormoneinfluß auf die Haut, denn jede Frau hat bereits festgestellt, wie schnell sich das Aussehen ihrer Haut bzw. ihr Hautbild in kürzester Zeit verändern kann: So bekommen viele vor oder während der Menstruation Pickel, die Haut reagiert empfindlicher und anfällig auf Allergien, sie klagen über fettige und strähnige Haare während den »Tagen«, auch darüber, daß keine Frisur »hält«.

Während der Schwangerschaft dagegen bekommen viele Frauen eine so schöne Haut wie nie zuvor – dank der ungeheuren Hormonausschüttung: rosig, klar, glatt und zart durchblutet, was noch weit über die Entbindung hinaus anhält. Aber manchmal verfärbt sich die Haut auch, wird dunkler, braune Flecken können auftreten, und pigmentreiche Stellen des Körpers wie Brustwarzen und Warzenvorhöfe werden dunkler. Das Zahnfleisch kann überempfindlich reagieren und leicht bluten. Nach der Entbindung verschwinden die Flecken wieder.

Was aber passiert, wenn die Eierstöcke die Produktion der Sexualhormone einstellen?

Zum einen kommt es mit zunehmendem Alter zu einem ganz normalen allmählichen Abbau des Collagens oder Bindegewebes und der elastischen Fasern der Haut – bei Mann und Frau. Die Haut wird dünner und trockener, ihr Fettgehalt nimmt ab. Muskel- und Fettgewebe schrumpfen, die »übriggebliebene« Haut wirft Falten.

Starke Sonnenbestrahlung, vor allem aber auch Sonnenbrände, werden von der Haut gespeichert, und sie beschleunigen ihren Alterungsprozeß: Sie laugen die Haut aus, zerstören Talgdrüsen, Collagen und die elastischen Fasern in den tiefen Hautschichten, so daß die Haut ihre Glätte und Geschmeidigkeit sowie ihren natürlichen Fettgehalt weitgehend einbüßt. Das passiert nicht sofort, aber die Haut hat ein langes Gedächtnis, sie speichert sozusagen alle diese »Verletzungen« und läßt sie eines Tages relativ rasch und deutlich zum Vorschein kommen.

Auch das Rauchen schädigt die Haut, da es durch die Gefäßverengung die Hautdurchblutung und damit deren Sauerstoffversorgung in den Zellen verringert.

Extreme Hungerkuren, häufige Gewichtsschwankungen sowie ein jahrelanger Aufenthalt in Regionen mit geringer Luftfeuchtigkeit tragen ebenfalls einen guten Teil zum Hautalterungsprozeß bei.

Gegen altersbedingte Veränderungen der Haut können Östrogene nichts ausrichten, ebenso wenig gegen von außen zugefügte Schäden wie etwa intensives Sonnenbaden (Solarium!) oder gar Sonnenbrände.

Aber – bereits 1985 kam eine britische Studie zu dem Ergebnis, daß der Hautzustand mehr vom Alter bei der Menopause als vom chronologischen Alter abhängt. Gemeint ist damit, daß er weniger von der Anzahl der Jahre bestimmt wird als von der Zahl der Jahre ohne Östrogen!

Östrogen ist hauptsächlich für die Verteilung des subcutanen Fettes verantwortlich, für die Fettschicht direkt unter der Epidermis (Oberhaut der Haut). Die gibt inneren Halt, Geschmeidigkeit und Festigkeit. Sinkt nun die Östrogenproduktion, verschiebt sich das empfindliche Gleichgewicht zwischen Östrogen und Androgenen, und der Androgeneinfluß nimmt zu. Die bereits erwähnte Gesichtsbehaarung, die besonders bei menopausalen Frauen mit dunklen Haaren auffällt, ist ein Resultat davon. Durch den stärkeren Androgeneinfluß werden außerdem die subcutane Fettschicht und die natürliche Unterpolsterung dünner. Vermutlich bilden sich Leberflecken und Sommersprossen (braune Altersflecke) mit zunehmendem Alter ebenfalls durch den höheren Androgeneinfluß, deren Tätigkeit jetzt durch die Östrogene kaum mehr gebremst wird. Dasselbe gilt für die Haare. Sie sprießen dann dort, wo sie bei einer Frau eigentlich nicht sprießen sollten. Östrogen hat außerdem die Aufgabe, Wasser im Gewebe festzuhalten, indem es die Bildung von Hyaluronsäure (Grundsubstanz des Bindegewebes) anregt, die das Wasser bindet. Mangelt es an Östrogen, so vermindert sich der extrazelluläre Flüssigkeitsgehalt der Haut und läßt sie trockener werden. Auch die Talgproduktion für die Rückfettung leidet.

Die dritte wichtige Veränderung der Haut bei Östrogenmangel betrifft die Hautdicke. Das Collagen (das von außen zugeführt übrigens so gut wie keinen Effekt hat, außer daß es – wie jede andere Feuchtigkeitscreme auch – die Feuchtigkeit der Haut verbessert, indem es Wasser bindet. Also kann man sich das Geld für teure »Collagencremes gegen Falten« sparen) erschöpft sich, die Bindegewebsstruktur nimmt ab, und es bilden sich Falten.

Was passiert bei einer Östrogensubstitution? Das Östrogen erweitert die feinen Blutgefäße wieder so weit, daß die Haut besser ernährt und Wasser sich einlagern kann. Falten werden durch das Quellen der Collagenfasern sozusagen »ausgebügelt«, die Haut bekommt erneut Saft und Substanz. In einer weiteren englischen Studie stellte man fest, daß bei nichtsubstituierten Frauen im Alter von 60 Jahren die Haut nur noch halb so dick ist wie bei Frauen, die Östrogene nehmen. Nicht zuletzt verstehen Sie nun auch, warum molligere Frauen stets eine glattere und jüngere Haut haben: Ihr Fettgewebe baut die aus den Nebennieren stammenden Androgene in Östron um, das positiv auf die Haut einwirkt. Während beim Mann die Dicke linear mit zunehmendem Alter abnimmt, findet bei der Frau ab den Wechseljahren eine steile Abnahme statt.

Die durch das Östrogen ermöglichte Wassereinlagerung ist auch die Erklärung für eine kurzzeitige Gewichtszunahme. Viele Frauen machen aus Angst vor einer Gewichtszunahme keine Hormonsubstitution. Das ist unsinnig, denn nicht die Hormonsubstitution macht dick, sondern zu viel und zu fettes Essen. Richtig ist aber, daß durch die erneute Wassereinlagerung bei Beginn einer Substitution die meisten ein bis zwei Kilogramm zunehmen. Aber nur anfangs, bis sich der Körper darauf eingestellt hat. Es ist keine Gewichtszunahme im Sinne von einer bleibenden Fettansammlung, sondern ein durch die Wassereinlagerung für kurze Zeit höheres Gewicht, das sich nach einigen Wochen wieder auf das vorhergegangene einpendelt. Dafür sieht die Haut nun wieder besser aus. Um eine optimale Wirkung auf die Haut zu erzielen, sollte mit der Östrogensubstitution möglichst frühzeitig begonnen werden. Denn genau wie bei den Knochen finden die Veränderungen der Haut in den ersten paar Jahren nach dem Erlöschen der Ovarialfunktion am raschesten statt.

Weibliche Sexualhormone wirken – wie bereits erwähnt – nicht nur auf die Haut, sondern können sowohl den Knochenabbau (Osteoporose) stoppen wie auch den Knochenaufbau anregen. In gewisser Hinsicht gilt das auch für die Haut. Sexualhormone können substituiert werden, aber auch von außen positiv auf die Haut einwirken. Geschlechtshormone sind also wichtige kosmetische Stoffe. Sie regenerieren von innen und von außen.

Sie sind bestimmt nicht als Kosmetika gedacht, aber viele Frauen behaupten, daß Vaginalcremes, auf Gesicht, Hals und Hände gestrichen, die Haut sehr rasch und sehr gut verbessern. Und ein älterer Gynäkologe gestand einmal, einer Patientin inoffiziell geraten zu haben, mit einer – bestimmt nicht angenehm schmeckenden – Östrogencreme das Zahn-

fleisch zu massieren, als die Dame an ihren Zahnfleischproblemen ver-
zweifelte. Angeblich hat es sehr gut geholfen – was eigentlich verständ-
lich ist. Dabei darf man jedoch nicht vergessen, daß das Hormon auf
diesem Weg auch in die Blutbahn gelangt. Also Vorsicht und nur nach
Absprache mit dem Arzt.

Hormone und rheumatische Erkrankungen

Östrogene haben günstige Wirkungen auf Muskeln und Gelenke. Die
schützende Wirkung von kontrazeptiven Hormonen – der Pille also –
vor rheumatoider Arthritis ist bekannt: Pillenanwenderinnen erkranken
zu 50 Prozent weniger als Frauen, die keine Hormone einnehmen.
Wenn nun Frauen in der Peri- und Postmenopause – so wurde in klinischen Untersuchungen herausgefunden – ihren Hormonmangel mit
einer Hormonsubstitution ausgleichen, so erkranken sie noch seltener
an rheumatoider Arthritis als Frauen, die keine Hormonsubstitution
machen.
Frauen erkranken häufiger an chronischer Polyarthritis (cP) als Männer.
Das läßt vermuten, daß zwischen Sexualhormonen und dieser Erkrankung Zusammenhänge bestehen. In Doppelblindstudien (wo weder Arzt
noch Patient weiß, welche Packung das Medikament und welche das
Plazebo enthält) konnte man nachweisen, daß eine mehrmonatige,
niedrig dosierte Östrogenbehandlung Besserungen bei rheumatischen
Erkrankungen herbeiführte. Die Schwellungen der Gelenke nahmen
deutlich ab, die Patientinnen konnte sich wieder freier und schneller be-
wegen, sie konnten wieder kräftiger greifen. Allerdings hatten die Östrogene keinen Einfluß auf die Schmerzen, sondern nur auf die Heilung.
Auch Beschwerden der kleinen Gelenke, über die Frauen nach der Menopause häufig klagen – medizinisch bezeichnet man sie auch als »klimakterische Gelenkschmerzen« (Arthropathia climacteria) – stehen im
Zusammenhang mit den Sexualhormonen. Woher sie kommen, weiß
man nicht genau. Aber in nahezu 80 Prozent der Fälle klangen die Beschwerden bei einer Hormonsubstitution ab.

Die Folgen des Hormonmangels

© Solvay

Osteoporose

Daß die weiblichen Sexualhormone vor Osteoporose schützen, ist un-
bestritten und durch zahlreiche Studien belegt. Trotzdem sind viele – sogar mancher Arzt – immer noch der Ansicht, die Osteoporose sei eine
schicksalsbedingte Beeinträchtigung oder eine »normale« Erkrankung
der alternden und alten Frau: Mit den Jahren krümmt sich ihr Rücken,
der Körper schrumpft, und sie wird um einige Zentimeter kleiner, außerdem muß sie höllisch aufpassen, nirgends anzustoßen oder gar hinzu-
fallen, weil ihre Knochen so leicht brechen.
Dies alles stimmt und stimmt wiederum nicht.
◆ Richtig ist, daß die Osteoporose zu Beeinträchtigungen und Behin-
  derungen führt. Aber die sind nicht ausschließlich altersbedingt, sondern tatsächlich Folgen einer Erkrankung.
◆ Richtig ist, daß das Risiko der Erkrankung an Osteoporose mit dem
  Alter zunimmt, aber nahezu alle »Grundlagen« für so eine Erkrankung werden bereits in der Jugend geschaffen.
◆ Richtig ist, daß die Osteoporose bis zu einem gewissen Grad schick-
  salhaft ist. Aber abgesehen von einer gewissen erblichen Anlage
  (wohlgemerkt nicht von einer Vererbung!), läßt sich eine Erkrankung
  an Osteoporose heutzutage vermeiden und ihr Fortschreiten auch
  verhindern.

◆ Richtig ist, daß vor allem Frauen an Osteoporose erkranken. Aber –
immer häufiger bekommen auch Männer eine Osteoporose.
◆ Richtig ist, daß die Osteoporose meistens erst nach dem 50. Lebensjahr zum Ausbruch kommt. Aber – immer mehr junge Frauen (und
auch jüngere Männer) haben bereits eine beginnende Osteoporose.

Was ist eigentlich eine Osteoporose? Was genau versteht man darunter?
Auf der internationalen »Osteoporosis Consensus Developement Con-
ference« 1993 in Hongkong wurde die Osteoporose als generalisierte
Skeletterkrankung definiert, die drei Charakteristika aufweist:
1. eine niedrige Knochenmasse;
2. eine gestörte Mikroarchitektur des Knochengewebes:
3. ein zunehmend erhöhtes Frakturrisiko (Fraktur = Bruch) bzw. eine gesteigerte Knochenbrüchigkeit.
Die Osteoporose ist also eine Erkrankung, bei der als Folge des Verlustes von Knochenmasse, Knochenstruktur und Knochenfunktion ein erhöhtes Frakturrisiko besteht. Der Knochen, beispielsweise ein Wirbel,
bleibt lange Zeit in seiner äußeren Form erhalten, wird jedoch im Inneren und in seiner Substanz immer dünner und poröser. Dieser Knochen-
(Substanz-)Schwund wird häufig erst dann registriert, wenn es zu spät
ist, wenn ein Schenkelhals, ein Handgelenk, der Unterarm oder ein Wirbel (ein)gebrochen ist.
Vor einer Osteoporose können weibliche Sexualhormone schützen,
aber auch eine Verschlimmerung der Erkrankung stoppen.

Knochen bauen sich ständig um
Unsere Knochen sind keine feste, tote Substanz, sondern lebendes Gewebe, das sich ständig auf- und abbaut (Knochenstoffwechsel). So hat
ein Baby dort, wo später Knochen sind, nur Knorpel, die sich während
der ersten Jahre zu immer stabileren Knochen entwickeln (sollten): Sie
verhärten allmählich und wachsen gleichzeitig mit. Im Bereich der
Oberschenkel hört die Knochenbildung um das 20. bis 25. Lebensjahr
auf, im Wirbelsäulenbereich ist sie erst nach dem 30. Lebenjahr abgeschlossen. Das Knochengerüst dient als Reservoir für Kalzium; es speichert den Mineralstoff und gibt ihn ab, sobald er von anderen Teilen des
Organismus für lebenswichtige Funktionen benötigt wird (vgl. das Kapitel über die Schilddrüse). Gleichzeitig wird kontinuierlich altes Knochengewebe durch neues ersetzt. Dazu sind im Knochen aufbauende
bzw. bildende Zellen notwendig, die Osteoblasten. Sie sind aber nicht
nur für den Aufbau zuständig, sondern in gewisser Hinsicht auch für den
Knochenabbau. Dazu bedienen sie sich der Osteoklasten, der Knochen

abbauenden Zellen. Außerdem gibt es noch in eine Grundsubstanz (Ossein) eingebettete Knochenzellen, die Osteozyten.

Fassen wir zusammen:

◆ Die den Knochen aufbauenden Zellen heißen Osteoblasten;
◆ die den Knochen abbauenden Zellen heißen Osteoklasten;
◆ die im Inneren des Knochens eingebetteten Zellen heißen Osteozyten;

Osteoblasten, Osteoklasten und Osteozyten bilden zusammen das eigentliche Knochengewebe.

Wenn nun das Kind und der Jugendliche heranwachsen, wachsen sowohl Knochen als auch Knochenmasse mit. Während dieser Jahre überwiegt die Produktivität der Osteoblasten gegenüber jener der Osteoklasten. Hat der Mensch dann seine persönliche Spitzenknochenmasse (peak bone mass) etwa um das 35. Lebensjahr herum erreicht, so halten sich bei gesunder Lebensweise etwa fünf bis zehn Jahre Osteoblasten und Osteoklasten annähernd die Waage (Plateauphase). Diese Spitzenknochenmasse ist jedoch nicht bei allen Menschen gleich. Zum großen Teil hängt sie davon ab, wieviel Knochenmasse der Mensch in den ersten drei Jahrzehnten seines Lebens aufbaut, und zwar durch Bewegung, Training und Sport und in gewisser Hinsicht auch durch einen vernünftigen Lebensstil. Denn zum Sport und Training kommt etwas, was den meisten Menschen gar nicht bewußt ist: Knochen haben ein langes »Gedächtnis« – ähnlich wie die Haut. Sie vergessen die »Sünden« der jungen Jahre nicht so schnell. Zwar ist eine gewisse Anlage der Knochen ererbt, das heißt genetisch bedingt, aber: Ernährungsmangel und Ernährungsfehler, Sucht- und Genußmittelmißbrauch, Tablettenmißbrauch, ja sogar Bewegungsmangel, all diese »Erfahrungen« speichern die Knochen. Sie »merken sich« außerdem Erkrankungen, Brüche, Verletzungen, längere Zeiten der Ruhigstellung (z. B. durch Gipsverbände) usw. Für eine gesunde »Knochenbank« zu sorgen, an der man im Alter zehren kann, ist also nicht erst Sache des erwachsenen, sondern bereits des jungen Menschen.

Das heißt, ob eine Osteoporose auftritt und wenn ja, wie schwer sie auftritt, wird größtenteils bereits in der Jugend festgelegt. Junge Frauen sollten sich das wirklich merken!

Zwischen dem 40. und 50. Lebensjahr beginnt dann – bei der Frau und auch beim Mann – ein allmählicher Knochenabbau, das heißt, die Tätigkeit der Osteoklasten wird in Relation zu jener der Osteoblasten stärker, die Knochenmasse nimmt langsam ab.

Manche(r) mag sich nun fragen, wozu die Osteoklasten überhaupt notwendig sind. Sie müssen zwei wichtige Aufgaben erfüllen:

1. Sie schaffen Platz für das Knochenmark.

2. Sie müssen für das Recycling sorgen, denn die Osteoblasten bilden ja ständig neue Knochensubstanz. Dafür benötigen sie Platz.

Diese Materialerneuerung des gesamten Skeletts ist ein fortdauernder Vorgang. An sage und schreibe zwei bis drei Millionen Stellen unseres Skeletts wird ständig Knochengewebe erneuert.

Warum das so sein muß, läßt sich leicht verdeutlichen: Beispielsweise ist in einem Mittelfußknochen ein Haarriß aufgetreten– was leicht durch Überbelastung, einen kleinen Fehltritt oder beim Joggen auf Asphalt passieren kann. Sofort alarmieren die Osteozyten den nächstgelegenen »Bautrupp« von Osteoblasten. Die wecken das »Aufräumkommando«, die Osteoklasten, und bereiten für sie gleichzeitig die Knochenoberfläche vor: Sie entfernen eine dünne Schicht aus unverkalktem Osteoid, das den Knochen normalerweise vor derartigen Eingriffen schützt. Nun docken die Osteoklasten an jener Stelle an und graben sich durch den Knochen bis zu dem Haarriß. Gleichzeitig recyceln sie das abgebaute Material. Diese Resorption dauert etwa 30 Tage.

Den Osteoklasten folgen ganz dicht die Osteoblasten. Sie bauen sofort neue Knochensubstanz auf und schließen den Defekt. Gleichzeitig mauern sich einige Osteoblasten mit ein und wandeln sich in Osteozyten um. Dieser Vorgang benötigt etwa 90 Tage. So ein Knochenmineralisierungsprozeß dauert etwa drei bis vier Monate.

Schätzungsweise werden auf diese Art beim Erwachsenen – altersabhängig – jährlich 10 bis 20 Prozent der Knochen ersetzt.

Disbalance durch Östrogenmangel

Gefährlich wird es dann, wenn es zu einer Disbalance zwischen Knochenaufbau und Knochenabbau kommt, wenn also weniger Knochensubstanz auf- als abgebaut wird. Für unsere Urahnen war ein Knochenbruch eine lebensbedrohliche Katastrophe. Sie brauchten »bruchfeste« Knochen zum Überleben. Aber der Urmensch erreichte nur äußerst selten ein hohes Alter. Normalerweise starb er mit knapp 30 Jahren. Bis zum 30. Lebensjahr wirkte sich jedoch der dauernde Knochenumbau so gut wie nicht aus. Zudem hatte er durch die weitaus größere körperliche Belastung vermutlich von klein auf ein dickes »Knochenkonto« angearbeitet. Erst in unseren Zeiten, wo die durchschnittliche Lebenserwartung bei Frauen über 80 und bei Männern rund 76 Jahre beträgt, wirken sich die Umstrukturierungen der Knochen als Problem aus. Schließlich leben wir länger nach Erreichen der Spitzenknochenmasse als bis zu ihrem Erreichen. Und damit müssen unsere Knochen zurechtkommen. So erfreulich es sein mag, daß wir dank der Wissenschaft und Medizinforschung immer älter werden können, haben sich unsere Knochen noch nicht ganz dieser Tatsache angepaßt. Hier ist es ähnlich wie mit dem Klimakterium und den Wechseljahren. Noch bis vor rund 100 Jahren wurden die Frauen im Durchschnitt etwa 40 Jahre alt, wobei die Produktion ihrer Sexualhormone im Alter von etwa Mitte 30 aufhörte. Heute werden die Frauen im Durchschnitt älter als 80 Jahre, und mit Anfang 50 stellen die Eierstöcke die Produktion von Sexualhormonen ein. Mehr als ein viertel Jahrhundert müssen also heute Frauen ohne diese lebensnotwendigen Hormone existieren – und das macht sich auch an den Knochen bemerkbar.

Welche Risikofaktoren deuten auf eine Osteoporose?

Die meisten Ursachen für eine Erkrankung an Osteoporose sind geklärt, aber nicht alle. Sicher ist, das diejenige mehr gefährdet ist, bei der mehrere Risikofaktoren zusammenkommen.

Das Deutsche Grüne Kreuz hat einen Fragebogen zusammengestellt, der Ihnen sagt, ob Sie gefährdet sind und ob Sie unbedingt einen Arzt aufsuchen sollten. Der erste Fragenkomplex kann auch von Männern beantwortet werden:

◆ Sie hatten bereits einen oder mehrere Knochenbrüche aus geringfügigem Anlaß.
◆ Sie sind um mehr als 4 Zentimeter kleiner geworden.
◆ Sie wurden länger als sechs Monate mit mehr als 7,5 Milligramm Cortison behandelt.
◆ Sie hatten eine Organtransplantation (z. B. von Herz, Leber, Niere).
◆ Sie leiden an einer Überfunktion der Nebenschilddrüse.
◆ Sie haben Verwandte ersten Grades mit einer Osteoporoseerkrankung.
◆ Sie leiden an einer chronischen Magen-Darm-Erkrankung.
◆ Sie haben sich über Jahre nur mangelhaft ernährt (vor allem kalziumarm und phosphatreich).
◆ Sie waren über Monate bettlägerig.
◆ Sie sind Alkoholiker(in).
◆ Sie sind seit Jahren Kettenraucher(in).

Wenn Sie die ersten vier Punkte mit »ja« beantworteten, haben Sie eine deutliche Osteoporosegefährdung und sollten beim Arzt eine Knochenmineralstoffdichtemessung (DXA) machen und sich ein Prophylaxeprogramm erstellen lassen.

Bei Frauen erhöht sich das Risisko zusätzlich durch den Östrogenmangel. Für die Möglichkeit einer Erkrankung an Osteoporose sprechen noch folgende Faktoren:

◆ Die erste Regelblutung hatten Sie viel später als Ihre Freundinnen oder Klassenkameradinnen.

◆ Ihre Regelblutung ist bereits einmal über ein Jahr ausgeblieben.

◆ Die Wechseljahre haben bei Ihnen früh begonnen, Sie hatten weniger als 30 Jahre Regelblutungen.

◆ Ihnen wurden beide Eierstöcke vor Beginn der Wechseljahre entfernt (je früher, desto höher das Risiko).

Einer Risikogruppe anzugehören bedeutet nicht zwingend, daß die Krankheit auftritt, aber die Wahrscheinlichkeit ist größer. Und dagegen läßt sich eine Menge tun.

Als weitere Risikofaktoren bei Frauen gelten keine Schwangerschaft, Untergewicht, zierlicher, schlanker, hellhäutiger Typ mit dünner durchscheinender Haut, zahlreiche Abmagerungskuren, extremer Gewichtsverlust und Hochleistungssport.

Risikofaktoren genetischer Art, Hauttyp oder Knochenbau kann man nicht ändern, aber in seinem Lebensstil berücksichtigen und Vorsorge treffen. Beispielsweise durch Ernährung mit viel Kalzium (ca. 1 200 Milligramm/Tag) und Vitamin D (ca. 400 Einheiten/Tag), durch viel Bewegung möglichst an der frischen Luft – und durch die Substitution von Hormonen ab Beginn der Wechseljahre.

Der Einfluß von Östrogenen auf die Knochen

Prinzipiell ist jeder verkürzte Zeitraum der Einwirkung von Geschlechtshormonen ein Risiko für die Entwicklung einer Osteoporose: Frauen, denen die Eierstöcke, und Männer, denen die Hoden entfernt wurden, leiden unter einem Mangel an Sexualhormonen und sind immer osteoporosegefährdet. Auch Frauen mit einer Ovarialinsuffizienz, einer Funktionsschwäche der Eierstöcke, haben ein höheres Erkrankungsrisiko.

Welcher Zusammenhang besteht nun zwischen den (weiblichen) Sexualhormonen und den Knochen?

Östrogen bei der Frau – und Testosteron beim Mann – hat die Aufgabe, Hormone zu stimulieren, welche die Resorption von Kalzium durch die Knochen steuern und seine Rückresorption in die Blutbahn verhindern. Da der Testosteronspiegel beim Mann nicht so schnell und steil sinkt wie der Östrogenspiegel bei der Frau nach der Menopause, werden seine Knochen weniger schnell abgebaut als ihre Knochen.

Leidet eine Frau unter Östrogenmangel, können ihre Knochen nicht genügend Kalzium resorbieren und einbauen, um voll belastbar zu blei-

ben. Besonders rasant verläuft der Knochenabbau in den ersten sieben
Jahren nach der Menopause.
Für eine Frau mit Risikofaktoren ist es daher sehr günstig, gleich nach
der Menopause mit einer Östrogensubstitutionstherapie zu beginnen;
am besten mit einer Östrogen-Gestagen-Kombination. Zum einen, weil
sie damit das Risiko von Endometriosen und Tumoren des Endometriums vermeidet (wenn sie noch einen intakten Uterus besitzt), aber auch,
weil die Gestagene zusätzlich einen guten Einfluß auf die Knochen ausüben.

Welche Prophylaxe- und Therapieformen gibt es?
Die Osteoporose ist zu einer »Volkskrankheit« geworden. Allein in
Deutschland leben zwischen 6 und 8 Millionen Osteoporosekranke, de-
ren Behandlung sich auf etwa 2,5 Milliarden Mark pro Jahr beläuft.
Ähnlich sieht es in anderen Ländern aus. Und – die Osteoporose ist
längst nicht mehr ausschließlich die Erkrankung der alternden Frau.
Zwar sind nach wie vor Frauen aufgrund des Östrogenmangels in der
Menopause häufiger betroffen, aber insgesamt ist die Osteoporose eine
Stoffwechselerkrankung, die zwar meist erst beim älteren Menschen
zum Ausbruch kommt, deren Risikofaktoren jedoch zum großen Teil bereits in der Jugend geprägt werden. Deswegen sollte nach Meinung von
Experten mit der Osteoporose-Prävention (Vorbeugung) bereits im Kindesalter begonnen werden. Einer Osteoporose vorbeugen heißt, von
klein auf bis ins späte Alter etwa 1 200 Milligramm Kalzium täglich über
Nahrung wie Milch und Milchprodukte und/oder kalziumreiches
Gemüse (Brokkoli, Fenchel, Lauch) oder kalziumreiche Mineralwässer
zu sich zu nehmen; dazu etwa zweimal in der Woche Seefisch, der Vitamin D (400 I. E./Tag) enthält, was die Kalziumaufnahme in den Körper
fördert, ebenso wie Bewegung im Freien. Vitamin D ist auch in bestimmten Lebensmitteln enthalten, vor allem in Seefischen, deren Ome-
ga-3-Fettsäuren einen guten Einfluß auch auf die Blutgefäße haben. In
einer Studie ließ sich nachweisen, daß Frauen, die in ihrer Schulzeit täglich die damals übliche »Schulmilch« tranken, ein deutlich geringeres
Risiko hatten, an Knochenschwund zu erkranken. Gespart werden sollte – speziell bei einer erblichen Anlage zur Osteoporose – an »Kalzi-
umräubern«: an phosphathaltigen Nahrungsmitteln wie Fast food, Co-
la-Getränken, Wurstwaren und Konserven. Phosphat hemmt die Kalziumaufnahme, ebenso oxalsäurehaltige Nahrungsmittel wie Rhabarber
oder Mangold. Das bedeutet nicht den totalen Verzicht auf eine Cola,
ein Schnitzel oder ein Rhabarberkompott, sondern einen Verzehr in
Maßen.

Ein zu hoher Konsum fetthaltiger Lebensmittel schädigt ebenfalls die Knochen – besonders aber auch die Blutgefäße.
Bewegungstraining – nicht Hochleistungssport! – baut die Knochenmasse auf, Muskelstärkung und körperliche Fitness erhöhen die Knochendichte. Sie sind das A und O von Prophylaxe und Therapie. Wer sich so in der Jugend eine »Knochenbank« geschaffen und diese über die Jahre so gut wie möglich erhalten hat, ist in späteren Jahren weitaus weniger Osteoporose-gefährdet und kann von seinem »Knochenkonto« zehren.
Das Therapiekonzept bei Osteoporose basiert auf drei Säulen – der bereits erwähnten diätetischen, der physikalisch-gymnastisch-sportlichen und der medikamentösen.
Ziel der letzteren ist, den Knochenaufbau zu stimulieren, diese Knochenmasse zu stabilisieren und den Knochenabbau zu bremsen. Die Basistherapie beinhaltet hier Kalzium und Vitamin D_3 in medikamentöser Form, dazu bei menopausalen Frauen eine Östrogensubstitution, die den raschen Knochenverlust aufhält.* Fluoride – exakt dosiert und nur unter ständiger ärztlicher Kontrolle – können in Kombination mit Kalzium die Knochenmasse vermehren. Besonders nach schmerzhaften Knochenbrüchen hilft das Hormon Kalzitonin, den Knochenverlust aufzuhalten. Eine ganz neue Art der Medikation, die den Abbau von Knochenzellen hemmt und so die knochenaufbauenden Zellen in ihrer Tätigkeit nicht behindert, sind die Bisphosphonate. In der FIT-Studie (Fracture Intervention Trial, 1. Teil 1996) erreichte man durch die Behandlung mit einem Bisphosphonat (Alendronat) eine Senkung der Wirbelsäulenfrakturen um 47 Prozent und einen Rückgang von fast 50 Prozent bei den Knochenbrüchen insgesamt.
Ein weiterer Vorteil ist, daß mit Bisphosphonaten sowohl Frauen wie Männer erfolgreich behandelt werden können.

Natürliche Östrogene in den Wechseljahren
Bereits mehrfach wurde erwähnt, daß sich die Hormone für eine Substitutionstherapie (HST oder englisch HRT = hormone replacement therapy) während und nach den Wechseljahren von den Hormonen der Pille unterscheiden. Die Pille enthält – wie schon gezeigt – synthetisiertes Östrogen, das nicht ausschließlich »natürlichen« Ursprungs ist und sich vom körpereigenen Östrogen der Frau unterscheidet. Es wird mit einem Gestagen kombiniert.

---

* vgl. Helga Vollmer: Zeitkrankheit Osteoporose, München 1995

Hormone, die man Frauen in und nach den Wechseljahren als Ersatz für die nicht mehr produzierten Eierstockhormone verordnet, sind dagegen eher schwächere Hormone, die nicht zum Schutz vor einer Schwangerschaft geeignet sind. Es handelt sich dabei entweder um konjugierte Östrogene tierischen Ursprungs oder natürliches Estradiol als Ester oder in reiner Form, wie es bis zur Menopause von den Eierstöcken der Frau produziert wird. Natürliche Östrogene schaden also – im Gegensatz zur Pille, wo in diesem Falle etwas Vorsicht geboten ist – auch dann nicht, wenn eine Frau Krampfadern hat. Im Gegenteil: Wissenschaftler behaupten sogar, daß mit konjugierten Östrogenen bzw. mit über die Haut verabreichtem (transdermalem) Estradiol substituierte Frauen seltener eine Thromboembolie (Arterienverschluß durch Blutgerinnsel) bekommen als Frauen ohne HST, weil diese »weichen« Östrogene anders auf die Blutgerinnung wirken als die in der Pille enthaltenen synthetischen Östrogene.

Um die physiologischen Verhältnisse wie vor der Menopause nachzuahmen und bestimmte (Krebs-)Risiken auszuschließen, empfiehlt man inzwischen, die natürlichen Östrogene mit Progesteron, dem wichtigsten natürlichen Gelbkörperhormon, oder mit speziellen Gestagenen zu kombinieren. Der Gestagenanteil in diesen Präparaten ist so gering, daß er, und das betrifft vor allem die Kombination Östrogen/Progesteron, so gut wie keinen Einfluß auf den Lipidstoffwechsel hat. Andererseits ist es äußerst wichtig, nicht ausschließlich mit Östrogenen zu substituieren. Der Grund dafür ist, daß Östrogen den Aufbau der Gebärmutterschleimhaut fördert, während – wie das bei der Frau im gebärfähigen Alter geschieht – die natürlichen Gelbkörperhormone dieses Gewebe wieder zurückbilden und sein Wachstum kontrollieren. Würde man eine Frau in und nach den Wechseljahren nun ausschließlich mit Östrogenen substituieren, könnten sich durch das ständige Wachstum der Gebärmutterschleimhaut Wucherungen und im Extremfall Tumoren in der Gebärmutter ergeben. Durch Gestagene bzw. Progesteron wird dieses Wachstum gebremst und die Schleimhaut im Rahmen einer Abbruchblutung abgestoßen.

Oft sind Frauen froh, daß mit der Menopause ihre monatliche Periodenblutung aufhört. Werden sie nun mit einer Östrogen-Gestagen-Kombination substituiert, kommt es im allgemeinen zu Abbruchblutungen, die jedoch nach einiger Zeit von selbst wieder aufhören.

Inzwischen werden bereits Kombinationspräparate entwickelt, die keine Blutungen mehr auslösen. Zur Zeit in der klinischen Prüfungsphase und in Deutschland – im Gegensatz zu Österreich – noch nicht zugelassen, ist Tibolon (Livial, Liviel), ein neuartiges Steroid, das, kontinuierlich eingenommen, menopausale Beschwerden lindert und wenn, dann nur sehr kurze Zeit Blutungen auslöst. Da es eine schwach progestagene Wirkung besitzt, führt es zu keiner Stimulation des Endometriums. Es eignet sich außerdem zur Prävention der postmenopausalen Osteoporose: In einer plazebokontrollierten Studie an postmenopausalen Frauen führte die zweijährige Anwendung von einer Tablette pro Tag zu einem Zuwachs an Knochenmasse um 8 Prozent im Bereich der Lendenwirbelsäule, während die Patientinnen der Plazebo-Gruppe jährlich einen Knochenverlust von 2 Prozent hatten.

Gestagene bieten in den gebräuchlichen niedrigen Dosierungen der Kombinationspräparate Schutz vor einem Endometriumskarzinom und haben keinen wesentlichen Einfluß auf den Lipidspiegel – sie wirken sogar leicht blutdrucksenkend.

Frauen, die keine Gebärmutter mehr haben (Hysterektomie), empfiehlt man nach neuesten wissenschaftlichen Erkenntnissen eine Kombinationstherapie mit Östrogen/Progesteron, um Veränderungen im Drüsengewebe der Brust vorzubeugen. Das natürliche Progesteron besitzt zudem einen diuretischen (entwässernden) Effekt und bietet sich deshalb bei Frauen an, die bei einer ausschließlichen Östrogentherapie über Wasserstau und Ödeme klagen.

Die verschiedenen Verabreichungsformen

Medikamente werden dem Körper in verschiedenen Formen (Applikationen) zugeführt: als Tablette, Pille, Kapsel, Dragee, Pulver, Tropfen, über den Mund (oral), über den Darm (anal), über die Scheide (vaginal), als Injektion (Spritze) oder über die Haut (transdermal) als Pflaster, als Creme, Salbe oder Gel. Östrogencremes, -salben, -zäpfchen oder -gel, vaginal appliziert, entfalten ihre Wirkung nur am Ort, nämlich an der Schleimhaut: gegen Beschwerden im Scheidenbereich und/oder zur Verbesserung der Lubrikation (Gleitfähigkeit). Sie geben also keinen prophylaktischen Schutz vor Infarkt, Schlaganfall, arteriosklerotischen Veränderungen oder Osteoporose wie beispielsweise oral oder transdermal angewandte Östrogene.

Eine Ausnahme bildet das neu zugelassene 17-b-Estradiol Divigel (Sandrena, Organon), ein in einzelne »Satchets« (Portionen) abgepacktes Gel. Jeden Tag streicht die Frau den Inhalt eines Satchets auf die Haut des unteren Rumpfes oder auf den Oberschenkel, von wo das Estradiol-Gel unter Umgehung des Magen-Darm-Leber-Traktes direkt resorbiert wird. Dieses Gel wirkt ähnlich wie die Östrogen-Pflaster (s. u.), es senkte in Studien das Gesamtcholesterin um 7 Prozent und das schlechte LDL um 10 Prozent, hatte jedoch keinen Einfluß auf das HDL und die

Triglyceride. Außerdem bietet es eine gewisse Osteoporoseprophylaxe. Viele Frauen scheinen diese Art der Östrogenaufnahme angenehmer zu finden als über die Östrogenpflaster. Für Frauen mit einem intakten Uterus empfiehlt sich jedoch zum Schutz vor Krebserkrankungen gleichzeitig eine entsprechende Gestageneinnahme über zehn bis zwölf Tage pro Zyklus.

Sogenannte *Monopräparate* enthalten ebenfalls nur natürliches Östrogen, sie bieten also Schutz vor Koronarerkrankungen. Gegebenenfalls müssen sie durch ein separates Gestagenpräparat (dann ebenfalls als Monopräparat) ergänzt werden, wenn gleichzeitig eine Prophylaxe vor Endometriose und abartigen Zellveränderungen wie beispielsweise Krebs gemacht werden soll. Der Vorteil dieser Applikation liegt in der gezielten und gleichmäßigen Dosierung, die man individuell auf die Patientin zuschneiden kann.

Kombinationspräparate beinhalten eine bereits festgelegte Östrogen-Gestagen-Dosis und sind ähnlich wie die Pille verpackt: Beispielsweise nimmt die Frau elf Tage lang täglich ein weißes Dragee, das reines, konjugiertes Östrogen enthält; ab dem 12. bis inklusive dem 21. Tag nimmt sie täglich ein rosa Dragee, das zusätzlich Gestagen enthält (es können natürlich auch andere Farben sein). Danach setzt sie mit der Einnahme bis zum fünften Tag des nächsten Zyklus aus. Diese Einnahmeregeln klingen komplizierter, als sie sind. Denn wie Pillenpackungen sind diese Menopausenpräparate mit Einnahmetagen gekennzeichnet, so daß eine genaue Kontrolle möglich ist.

Die *Depotinjektion* wird heute nur noch sehr selten angewendet. Dabei bekommt eine Frau alle vier Wochen eine Depotspritze in den (Po-) Muskel. Mit dieser Applikation werden Verdauungstrakt und damit auch die Leber umgangen, das heißt, sie ist geeignet für Frauen mit Leberproblemen. Allerdings verordnen die Ärzte in diesen Fällen inzwischen meistens Östrogenpflaster, die auch von den Anwenderinnen bevorzugt werden. Denn mit der Depotspritze muß eine relative hohe Dosis Östrogen injiziert werden, die über den Zeitraum von vier Wochen vom Wirkstoffdepot im Muskelgewebe über die Blutbahn weitergeleitet wird. Dadurch ist jedoch der günstige Einfluß auf das HDL-Cholesterin geringer. Zwar muß die Frau nicht täglich an ihre Östrogentablette denken, aber nach exakt vier Wochen benötigt sie die neue Spritze. Viele stört die ziemlich massive Wirkung sofort nach der Injektion (z. B. Spannungsgefühl in den Brüsten), die im Laufe der folgenden Wochen fast zu sehr nachläßt. Zur Prophylaxe von Arteriosklerose und koronaren Herzerkrankungen, aber auch von Osteoporose eignen sich orale Präparate besser.

Meist wird das *Östrogenpflaster* der Spritze vorgezogen. Es handelt sich hier ebenfalls um eine Applikationsform zur Umgehung von Magen-, Darm- und Leberpassage.

Das Transdermale Therapeutische System (TTS) sieht wie ein Pflaster aus und enthält Estradiol. Vom Wirkstoffreservoir des Pflasters fließt, durch eine Kontrollmembran gesteuert, kontinuierlich eine bestimmte Menge des körpereigenen Östrogens Estradiol durch die Haut direkt in die Blutbahn. Da die Magen-Darm-Leber-Passage umgangen wird, benötigt man weniger Östrogen als bei der oralen Applikation. Die in verschieden starken Dosierungen erhältlichen Pflaster geben im Durchschnitt drei bis vier Tage lang Estradiol ab. Das Pflaster muß also zweimal pro Woche erneuert werden, und nach drei Wochen Anwendung legt die Frau eine Woche Pause ein. Hitzewallungen, Schlafstörungen und andere klimakterische Syndrome lassen sich damit sehr gut bessern. Das Östrogenpflaster hemmt ebenfalls bis zu einem gewissen Grad den Verlust von Knochenmasse und vermindert bei längerer Anwendung das Risiko für koronare Herzkrankheiten, Infarkt und Schlaganfall durch die Senkung des LDL, des Gesamtcholesterins und der Triglyceride.

Wer jedoch auf die schützende Wirkung von Gestagenen nicht verzichten will oder kann, muß zusätzlich für (mindestens) zwölf Tage pro Monat oral Gestagen einnehmen.

Inzwischen stellt eine Arzneimittelfirma (Geigy Pharma) ein Pflaster her, das neben Estradiol ein Gelbkörperhormon enthält.

Neu sind die sogenannten »Matrixpflaster«, die kosmetisch unauffälliger sind, da transparent und dennoch sehr gut haftend, auch unter der Dusche oder in der Sauna. Vor kurzem wurde außerdem ein Matrixpflaster auf den Markt gebracht, das nicht alle drei bis vier Tage, sondern erst nach sieben Tagen gewechselt werden muß (Merck KGaA).

Das Angebot an Menopausenpräparaten wächst ständig. Für welches Präparat und für welche Applikationsform sich eine Frau entscheidet, sollte sie mit ihrem Gynäkologen besprechen. Die Stärke der Hormonbehandlung, die Zusammensetzung der Hormone und nicht zuletzt das Präparat selbst muß sie sozusagen »erproben«. Manchmal verträgt die eine ein bestimmtes Medikament nicht besonders, fühlt sich jedoch mit einem anderen Präparat ausgezeichnet.

Auch dies sollte mit dem Arzt abgestimmt werden.

»Osteoporose-Vorbeugung ist für alle wichtig«
Ein Interview mit Dr. Semler

Frau Dr. med. Jutta Semler ist Chefärztin des Immanuel-Krankenhauses Berlin, Stoffwechselabteilung mit Schwerpunkt Osteologie. Sie ist spezialisiert auf Beschwerden und Erkrankungen der Menopause, außerdem ist sie im Vorstand des Kuratoriums Knochengesundheit und der Deutschen Arbeitsgemeinschaft Osteoporose.

Frage: Müssen Frauen von heute eigentlich noch Angst vor den Wechseljahren bzw. der Menopause haben?

Semler: Nein! Eine gut informierte, lebenbejahende Frau wird diese Jahre als Chance und nicht als belastendes Schicksal erleben. Sie akzeptiert also eher eine Hormonersatzbehandlung als eine aus Unwissenheit ängstliche Frau. Und sie bemüht sich um Eigeninitiative.

Frage: Sind Sie der Ansicht, daß eine Frau ab Beginn der Wechseljahre mit Hormonen substituieren sollte? Wenn ja, welche Vorteile bringt ihr das?

Semler: Die Entscheidung zu einer Hormonersatztherapie ist individuell zu treffen und nicht in allen Fällen zwingend. Empfehlenswert ist aber ein frühzeitiger – besser rechtzeitiger – Hormonersatz bei erhöhtem Osteoporose- und Herzinfarktrisiko.
Leidet eine Frau unter Wechseljahrbeschwerden, so wird sie selbst nach den Möglichkeiten eines Hormonersatzes fragen. Beschwerden wie Hitzewallungen, Schlafstörungen, trockene Haut und Schleimhaut mit Libidoverlust und Schmerzen beim Geschlechtsverkehr, Harninkontinenz, Gelenkschmerzen und Depressionen können durch eine Hormonsubstitution vielfach vermieden oder völlig beseitigt werden.

Frage: Sollen Sie diese Hormone bis zum Lebensende nehmen oder nur über einen bestimmten Zeitraum?

Semler: Die Hormonsubstitution ist anzuwenden, solange Wechseljahrbeschwerden anhalten oder mit übermäßigem Knochenverlust zu rechnen ist, in der Regel über zehn Jahre. Bei guter Verträglichkeit bestehen keine Bedenken gegen eine lebenslange Applikation.

Frage: Gibt es Frauen, denen man eine Hormonsubstitutionstherapie (HST) nicht empfehlen kann? Wenn ja, was kann sie als Ersatz nehmen?

Semler: Gegenanzeigen einer Hormonsubstitution sind eher selten – wenn, dann bei hormonabhängigen Tumoren wie (hormonabhängigem) Mammakarzinom (Brustkrebs) oder Ovarialkarzinom (Eierstockkrebs), ferner bei akuter Thrombose sowie schweren Leber- oder Nierenfunktionsstörungen. Als möglicher Ersatz sind Antiöstrogene oder – speziell gegen Osteoporose – Bisphosphonate einzusetzen. Die in Deutschland zugelassenen Antiöstrogene verursachen leider – ähnlich wie eine alleinige Östrogengabe – ein übermäßiges Wachstum der Endometriumsschleimhaut, so daß die Anwendung zeitlich begrenzt werden muß.

Frage: Hat eine Hormonsubstitution gefährliche Nebenwirkungen?

Semler: Mögliche Nebenwirkungen beziehen sich nur auf die Wirkung der Östrogene. Östrogene allein angewendet erhöhen durch Wachstum und mögliche Entartung der Endometriumschleimhaut in der Gebärmutter das Risiko eines Endometriumkarzinoms. Kombiniert man die Hormonsubstitution mit Gestagenen, scheint sogar das natürliche Risiko postmenopausal gemildert. Die Diskussionen zum Brustkrebsrisiko sind noch nicht abgeschlossen, so daß in jedem Fall regelmäßige Untersuchungen der Brust sinnvoll sind. Zu den gefährdeten Patientinnen zählen Frauen, bei denen Mutter oder Schwester an Brustkrebs litten bzw. leiden, oder solche, die keine Kinder bekommen haben oder zu den Spätgebärenden zählen.
Das Risiko ist jedoch individuell. Bei – ebenfalls individuell – erhöhtem Thromboserisiko ist die Gefahr dosisabhängig.

Frage: Die Hormonsubstitution schützt vor Osteoporose und einem weiteren Abbau der Knochensubstanz. Raten Sie zu Tabletten oder Pflaster?

Semler: Nicht die Applikationsart, sondern die erreichte Östrogenkonzentration ist entscheidend. Pflaster oder Gels enthalten meist nur Östrogene und sollten, besonders wenn die Frau noch eine intakte Gebärmutter besitzt, zusätzlich mit Gestagenen kombiniert werden. Pflaster werden gegenüber der oralen Medikation bevorzugt verwendet bei Magen-Darm-Unverträglichkeiten und Leberfunktionsstörungen. In Form von Tabletten sind eine ganze Anzahl von verschiedenen Östrogenen, Gestagenen und Kombinationen von Östrogenen und Gestagenen im Handel.

Die Auswahl der Gestagene richtet sich nach gewünschtem oder unerwünschtem androgenem Effekt und der Wirkung auf den Lipidstoffwechsel. So werden etwa bei Haarausfall oder Hypercholesterinämie nicht androgen wirksame, bei Osteoporose und Muskelschwäche androgen wirksame Gestagene eingesetzt.

Frage: Sie sind Osteoporose-Spezialistin. Ist das Risiko eines Verlustes an Knochenmasse, einer Erkrankung an Osteoporose also, und dadurch entstehender Knochenbrüche während und nach den Wechseljahren durch das Aufhören der Östrogenproduktion tatsächlich so hoch?

Semler: Nach der Menopause ist bei jeder dritten Frau mit einem erhöhten Verlust an Knochenmasse zu rechnen. Besonders bruchgefährdet sind Wirbelkörper und Handgelenk, im höheren Alter dann auch der Oberschenkelhals.

Frage: Läßt sich ein Verlust an Knochenmasse überhaupt wieder ausgleichen?

Semler: Eine Hormonsubstitutionstherapie ist in der Lage, diesen Verlust zu verhindern. Welchen Effekt man damit erreichen kann, hängt davon ab, wie stark die Knochenmasse bereits vermindert ist und wann mit der Hormonsubstitution begonnen wurde. Je niedriger die Knochenmasse und je stärker der Verlust im Verlauf, desto geringer ist der Effekt. Dann wird eine Kombination mit anderen knochenwirksamen Substanzen notwendig. Erste Studien einer Kombination von Hormonen und Bisphosphonaten sind vielversprechend, die Wirkung ist zumindest additiv.

Frage: Was können Mütter wie Töchter, also ältere und jüngere Frauen tun, um nicht eines Tages mit einem Schenkelhalsbruch im wahrsten Sinne des Wortes auf der Nase zu liegen?

Semler: Vorbeugung vor Osteoporose, aber auch vor Herzinfarkt ist für alle notwendig. Jede Frau sollte vor allem zu erkennen versuchen, ob sie zu einer besonderen Risikogruppe gehört und wenn ja, die Prävention besonders intensiv angehen.
Die Hormonersatztherapie wirkt vorwiegend auf die Wirbelsäule, weniger am Schenkelhals. Zur Vermeidung von Schenkelhalsbrüchen gewinnt die Basis jeder Prävention und Therapie wie knochenfreundliche Kost, Beachten eines ausgeglichenen Vitamin-D-Haushaltes und regel-

mäßiges, intensives körperliches Training an Bedeutung, in Einzelfällen die Kombination einer Kalzium-/Vitamin-D-Medikation. Im hohen Alter ist die Kalzium- und Vitamin-D-Medikation in der Lage, die Häufigkeit von Schenkelhalsfrakturen zu verhindern.

Frau Dr. Semler, herzlichen Dank für diese wichtigen Informationen!

Hormone schützen vor Herz-Kreislauf-Erkrankungen und Infarkt

Frauen sind bis zu den Wechseljahren weitgehend vor Herz-Kreislauf-Erkrankungen und ihren Komplikationen, allen voran Herzinfarkt und Schlaganfall, weitgehend sicher. Dieses Phänomen führt man auf eine Schutzfunktion des weiblichen Sexualhormons Östrogen zurück.*

Worauf Östrogene wirken

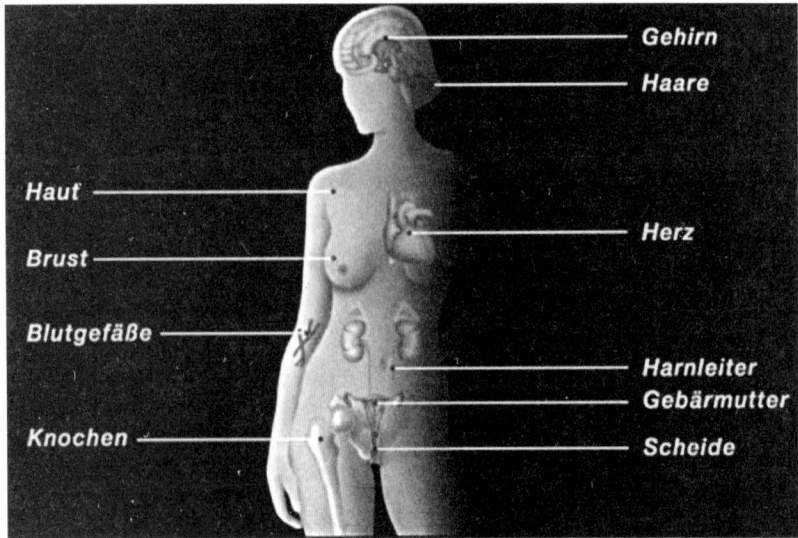

© Solvay

Nach Eintritt der Wechseljahre geht diese Schutzfunktion zusehends verloren, das Erkrankungsrisiko der Frauen nimmt rapide zu, gleicht sich dem von Männern an und übersteigt es sogar. Bereits ab dem 65. Lebensjahr liegt die Zahl der Frauen, die an koronarer Herzkrankheit (KHK) sterben, etwa 10 Prozent höher als die der Männer. Besonders

---

* vgl. Helga Vollmer: Herzinfarkt und Schlaganfall, München 1995

Herzinfarkte verlaufen bei Frauen häufiger tödlich, sowohl während des Krankenhausaufenthaltes als auch im ersten Jahr nach dem Infarkt. Jede zweite Frau in Ländern wie Deutschland, Österreich, Schweiz usw. stirbt heute an Herz-Kreislauf-Erkrankungen, denn nach Eintritt der Menopause steigt das Herzinfarktrisiko auf das Doppelte an.

Seit langem wird über eine Substitutionstherapie mit weiblichen Sexualhormonen auch im Zusammenhang mit Herz-Kreislauf-Erkrankungen, als Schutz vor einer koronaren Herzerkrankung (KHK) und damit vor Herzinfarkt und Schlaganfall, diskutiert. Doch Östrogene werden zwar inzwischen zur Behandlung von Wechseljahrbeschwerden und als Prophylaxe und Therapie bei Osteoporose verschrieben, aber immer noch relativ selten zum Schutz vor Herzinfarkt und Schlaganfall. Dabei scheinen Herz-, Gefäß- und Knochenerkrankungen bei Frauen in der Postmenopause in gleicher Weise zuzunehmen.

Zahlreichen Patientendaten zufolge leiden Frauen, die mit Hormonen substituiert werden, seltener an Herzerkrankungen (und weitaus weniger an Knochenbrüchen) als andere Frauen. Trotzdem nimmt nur eine von zehn Frauen in der Menopause eine Hormonsubstitutionstherapie (HST) in Anspruch, und noch weniger halten die Behandlung mehr als ein paar Monate durch. Das ist sehr bedauerlich. Denn die Vorteile einer Hormonsubstitution nach den Wechseljahren – besonders auch über einen längeren Zeitraum – sind in einer Reihe von wissenschaftlichen Studien dokumentiert.

Man weiß inzwischen sicher, belegt auch durch zahlreiche Studien aus aller Welt, daß der Unterschied zwischen Männern und Frauen hinsichtlich ihrer Herz- und Hirn-bedingten Erkrankungen und Todesfolgen in erster Linie auf die spezifisch hormonbedingte Physiologie der Frau zurückzuführen ist. Die in den Eierstöcken gebildeten Hormone wirken auf die Gefäße schützend. Dieser Schutz fällt jedoch nach und nach weg, sobald die Produktion der Sexualhormone in und nach den Wechseljahren aufhört. Entsprechend stärker wirken die im weiblichen Körper produzierten Androgene. Diese Östrogen-Schutzwirkung läßt noch früher nach, wenn einer Frau vor den Wechseljahren die Eierstöcke (beidseitige Ovarektomie) entfernt werden mußten.

Außerdem hat man festgestellt, daß wiederum Frauen mit Herzinfarkt meistens früher in die Wechseljahre kamen, das heißt im Alter von 45 Jahren und davor, als Frauen ohne Infarkt. Daraus kann man schließen, daß die Östrogenausschüttung der Eierstöcke bei diesen Frauen bereits relativ früh zurückzugehen begann. Der Zusammenhang zwischen Östrogenmangel und Herzinfarkt-Risiko läßt sich ferner daraus ableiten, daß bei Frauen mit klimakterischen Beschwerden eindeutig häufiger ein

ischämisches (Ischämie = Blutleere oder Minderdurchblutung) EKG-Muster zu beobachten ist als bei Frauen ohne Hitzewallungen.
Die hormonale Veränderung in den Wechseljahren, so stellte man im Londoner Wynn-Institut für Stoffwechselforschung fest, steht auch mit einer Umverteilung des Körperfetts und veränderten Lipidmustern in Zusammenhang. Nach der Menopause beginnt die weibliche Fettverteilung der männlichen zu ähneln, indem sie mehr android (oberkörperbetont) wird (bei den Männern oft umgekehrt, sie bekommen etwas mehr Brust und Po). Vorläufige Ergebnisse der Untersuchungen zeigen, daß die androide, nicht jedoch die gynoide (unterkörperbetonte) Fettverteilung mit ungünstigen Lipoproteinveränderungen und mit Insulinresistenz zusammenhängt.
Einen der besten Beweise über den Schutzeffekt weiblicher Sexualhormone vor KHK in der Postmenopause gibt eine noch laufende Studie aus den USA mit Krankenschwestern: Erste Ergebnisse, die im September 1991 publiziert wurden, stimmten mit den meisten anderen epidemiologischen Studien zu diesem Thema überein: Eine Östrogensubstitution verringert das Risiko einer KHK um etwa 50 Prozent.
Wissenschaftler an der Havard-Universität beobachten seit 1976 mehr als 120000 amerikanische Krankenschwestern. 1986 befanden sich über 48000 der Testpersonen in der Menopause oder hatten sie hinter sich. Etwa ein Fünftel von ihnen nahm immer noch Östrogen, ein Viertel hatte es genommen, und der Rest, 53 Prozent, hatte sich nie behandeln lassen. Insgesamt ergab die Studie, daß das Gesamtrisiko einer KHK bei den Frauen, die Östrogene einnahmen, weitaus niedriger lag als bei denen, die auf Östrogene verzichteten. Das relative Risiko (RR) einer ernsten Erkrankung der Herzkranzgefäße mit all ihren Folgeerscheinungen lag bei den HST-Frauen bei 0,56, was übereinstimmend mit anderen Studien bedeutet, daß die Östrogensubstitution das KHK-Risiko um rund 50 Prozent reduziert.
Letzte Zweifel beseitigten weitere, kürzlich veröffentlichten Ergebnisse: Aus den Untersuchungen an 48470 Krankenschwestern ging hervor, daß die Einnahme von konjugierten Östrogenen das Risiko, einen Herzinfarkt zu erleiden, nahezu halbiert. Gesenkt wurde die Infarktgefahr sogar bei Frauen ohne Übergewicht, die nicht rauchten und keinerlei andere Risikofaktoren wie z. B. Hochdruck oder Diabetes aufwiesen.
Für Frauen sind die gleichen Risikofaktoren wirksam wie für Männer, nämlich Zigarettenrauchen, hoher systolischer oder diastolischer Blutdruck,* hohes Gesamtcholesterin oder LDL-Cholesterin, relativ niedri-

---

* Systole: »Zusammenzieh«-Phase; Diastole: Erschlaffungsphase des Herzens

ges HDL-Cholesterin, Glukoseintoleranz (ein Vorläufer des Diabetes), fortgeschrittenes Alter und dazu geschlechtsspezifisch der Mangel an Östrogenen nach der natürlichen oder operativen Menopause. Besonders schwerwiegende Risikofaktoren für Frauen sind Diabetes, niedriges HDL und möglicherweise auch zu hohe Triglyceridwerte.

Und wie sieht es aus bei Frauen, die bereits einen Herzinfarkt hinter sich haben? Nach neuesten Erkenntnissen sind sie geradezu prädestiniert für eine Hormonbehandlung. Eine prospektive deutsche Studie (1992) über 10 Jahre dokumentiert, daß 40 Prozent der nicht hormonbehandelten Frauen mit einer hochgradigen Koronarstenose (Einengung in einem Herzkranzgefäß) starben, dagegen lag die Mortalität (Sterberate) bei den mit Östrogenen substituierten Patientinnen bei nur 5 Prozent. Folgende Vorteile im Herz-Kreislauf-Bereich schreibt man der Substitution mit Östrogenen zu:

◆ Östrogene senken den Blutdruck um durchschnittlich 10 mmHg, so daß die Herzarbeit schon einmal erleichtert und Sauerstoff gespart wird.

◆ Östrogene haben am Herzmuskel einen Digitalis-ähnlichen Effekt: Sie steigern die Herzleistung, ohne daß dabei die Pulsfrequenz zunimmt. Das bedeutet eine weitere Sauerstoff-Einsparung.

◆ Östrogene haben auch einen gewissen kalzium-antagonistischen Effekt. Dadurch gelingt es der Herzmuskelzelle leichter, kritische Situationen bei Sauerstoffmangel unbeschadet zu überstehen.

◆ Östrogene senken das LDL-Cholesterin um durchschnittlich etwa 15 bis 20 Prozent und erhöhen das gefäßschützende HDL-Cholesterin; außerdem senken sie in gewissem Maße die ebenfalls gefährlichen Triglyceride.

◆ Bei allen Frauen kommt es in der Postmenopause zu einer vermehrten Bildung von Androgenen, was sich auch auf den Insulinstoffwechsel auswirkt. Dadurch ist der Organismus gezwungen, die Insulinkonzentration zu erhöhen. Durch eine Östrogensubstitution wird dieser Zustand wieder normalisiert.

◆ Durch die Gabe von natürlichen Östrogenen kommt es zu einer vermehrten Bildung von Enzymen, die den Abbau des Fibrins (Bestandteil zur Blutgerinnung) in der Gefäßwand beschleunigen und die Bildung des Prostazyklins (Gewebehormon mit positivem Effekt auf das kardiovaskuläre System) um 40 bis 60 Prozent steigern. Dadurch wird das Thromboserisiko noch einmal reduziert.

◆ Blutungen im Gehirn und Schlaganfälle gehen unter einer längeren Östrogensubstitution um mehr als 20 Prozent zurück. Das wurde in verschiedenen Untersuchungen festgestellt.

Zusammenfassend kann man sagen, daß sich unter einer Östrogenbehandlung kardiovaskuläre Erkrankungen sogar bis zu 80 Prozent reduzieren können, vorausgesetzt, es bestehen keine Risikofaktoren, welche die Wirkung der Östrogene blockieren. Die von vielen Frauen beklagte angebliche Gewichtszunahme unter einer Hormontherapie kann zu Beginn 1 bis 2 Kilogramm betragen, da Haut und Gefäße plötzlich wieder besser Wasser einlagern – und damit wieder elastischer und straffer werden. Diese Gewichtszunahme pendelt sich nach einigen Wochen ein. Jede weitere Gewichtszunahme ist ernährungsbedingt und steht in keinem Zusammenhang mit der Hormontherapie.

Wie lange kann und sollte eine Frau nach den Wechseljahren Hormone einnehmen? Nach den heutigen Erkenntnissen mindestens 10 bis 12 Jahre, wenn möglich noch länger. Abhängig ist dies natürlich davon, wie sie sich fühlt, aber auch, wie sie mit dem Medikament umgeht. Nicht jede Frau braucht, und das sollte festgehalten werden, eine Hormonsubstitution. Doch wenn sie sich mit HST wohler und besser fühlt, spricht nichts dagegen, auch noch nach dem 70. Lebensjahr auf diese Weise die Natur zu »korrigieren«. Sie muß das auf jeden Fall in Absprache mit ihrem Arzt entscheiden, vor allem auch, in welcher Dosierung, Zusammenstellung und Applikation die HST verordnet wird. Dazu ist eine Gesamtuntersuchung notwendig und auch gynäkologische Untersuchungen sowie eine Messung des Hormonspiegels und, last but not least, ein vertrauensvolles, ausführliches und offenes Gespräch mit dem behandelnden Arzt. Eine HST sollte die Lebensqualität erhöhen, Vorteile und weniger Risiken bringen. Das heißt, die Patientin muß sehr ehrlich dem Arzt über ihre Wünsche, über ihre Probleme und über ihre Vorstellungen berichten.

Der Einfluß von Sexualhormonen auf Hirnfunktionen

Bis vor kurzem nahm man an, das Gehirn eines Menschen sei von Geburt an strukturell angelegt und könne nicht mehr verändert werden. Inzwischen weiß man, daß – um es etwas flapsig auszudrücken – eine Menge geändert werden kann, und zwar durch die Sexualhormone. Wie kam man überhaupt darauf? Menschen, die ihr Gedächtnis verloren haben, nicht mehr wissen, wer sie sind und wie sie heißen, deren Vergangenheit ausgelöscht ist und das Alltägliche völliges Neuland – ein Thema für einen Krimi. Üblicherweise nimmt man an, daß so etwas nach einem Unfall oder nach einem Schock passieren kann. Aber es geschieht auch noch auf andere Weise. Ein tragisches Beispiel dafür sind Alzheimer-Patienten: Der Morbus Alzheimer (Alzheimer Desease) ist in den westlichen Industriestaaten die weitaus häufigste Demenzerkrankung. Allein in Deutschland rechnet man derzeit mit nahezu einer Million Menschen, die von »Alzheimer« betroffen sind, und jährlich kommen ca. 100 000 neue Fälle dazu. Dabei erkranken die Frauen, die heute ein Durchschnittsalter von mehr als 80 Jahren erreichen, dreimal so oft wie die Männer. Unter anderem war diese Tatsache ein Grund, warum sich Forscher intensiv mit dem Einfluß von Sexualhormonen und speziell von Östrogenen auf das Gehirn beschäftigen. Denn man hatte außerdem beobachtet, daß beispielsweise die Gedächtnisleistungen von Frauen einige Zeit nach den Wechseljahren rapide abnahmen im Vergleich zu denen gleichaltriger Männer; oder daß junge Frauen, denen die Eierstöcke und damit die Hauptproduktionsstätte für die Östrogene entfernt werden mußten, kurz darauf über Konzentrationsschwäche und nachlassendes Gedächtnis klagten. Fazit: Die Östrogene standen in irgendeinem Zusammenhang mit der Gedächtnisleistung.

Nur – wie und wo ist die Verbindung zwischen Gedächtnis, Gehirnfunktionen und Sexualhormonen? Nun, zum einen werden deren Vorläufer, wie wir wissen, in diesem Bereich produziert: im Hypothalamus die sogenannten Gehirnhormone (engl. brain hormones), die Neuro- oder Nervenhormone. Sie gelangen über spezielle Blutgefäße in die Hypophyse, die Hirnanhangdrüse. Diese wiederum stellt unter Anleitung der Hypothalamushormone verschiedene Hormone der zweiten

Stufe her: beispielsweise die gonadotropen Hormone, die bei Mann und Frau gleich sind und erst in den Hoden bzw. in den Eierstöcken die Produktion von Sexualhormonen veranlassen.

Wie funktionieren Gehirn, Gedächtnis, Verstand?

Nun ist das, was wir als Gedächtnis bezeichnen, genauso wie unser Gehirn eine ziemlich komplizierte Angelegenheit. So wird der Hirnteil, wo unser Gedächtnis gespeichert ist und wo Hirnpartien aktiviert werden für Erlebtes oder Erlerntes, grob in vier verschiedene Speichersysteme unterteilt:

◆ Im »episodischen« oder »autobiographischen« Gedächtnis werden, chronologisch geordnet, alle persönlichen Erlebnisse aufbewahrt – besonders fest haften jene Ereignisse, die mit starken Emotionen verbunden sind.

◆ Das »Wissenssystem«, gleichfalls in der Hirnrinde lokalisiert, enthält das allgemeine und eher gefühlsneutrale Welt- und Faktenwissen – es umfaßt Vokabelschätze wie Verkehrsregeln, Geschichtskenntnisse oder Telefonnummern.

◆ Im »prozeduralen« Gedächtnis, das dem Kleinhirn und den Basalganglien zugeordnet wird, finden sich die Muster von Handlungs- oder Bewegungsabläufen, die oft mühsam erlernt wurden, später aber automatisch abgespult werden können – etwa beim Radfahren oder Skilaufen, Schwimmen, Tanzen oder Klavierspielen.

◆ »Priming« nennen die Wissenschaftler das entwicklungsgeschichtlich älteste Gedächtnissystem. Es speichert Sinnesreize und -eindrücke, beispielsweise Farben, Formen, Gerüche, und bei der Begegnung mit ähnlichen Reizen setzt es mehr oder minder deutliche Erinnerungen frei. Das Priming, verankert in den sensorischen Feldern der Hirnrinde, erleichtert das Wiedererkennen schon einmal erlebter Situationen, es weckt die Erinnerung (vgl. Der Spiegel 12/97).

Nun verfügt jedes Gedächtnissystem – und darauf kamen die Forscher erst vor relativ kurzer Zeit – über spezielle Hirnstrukturen, die für das Einspeichern oder Abrufen von diesen unterschiedlichen Informationen zuständig sind. Bei der Eingabe passieren fast alle Informationen zunächst das sogenannte limbische System, eine entwicklungsgeschichtlich alte Hirnformation, die das Gefühlsleben beherrscht. Dort werden neu eintreffende Gedächtnisinhalte ähnlich wie Briefe auf dem Postamt sortiert und dann weitergeleitet – emotionsgeladene Daten kommen ins biographische Fach, andere werden ins Wissenssystem oder ins Priming-Depot gesandt. Auf dem Weg zum Bestimmungsort, aber auch auf dem Rückweg – beim Erinnern oder beim Abrufen – wird die »Gedächtnispost« durch Engpässe dirigiert, oft winzige Relaisstationen im weitverzweigten Leitungsnetz des Gehirns. Sowohl im limbischen System wie in der Hirnrinde finden sich Bündel von Nervenfasern, die für die Arbeit der Ein- und Ausgänge von Informationen unentbehrlich sind. Störfälle in diesen Engpässen, die man sich wie Flaschenhälse vorstellen muß, können riesige Löcher in das Gedächtnis der Betroffenen schlagen. Mit irgend etwas müssen nun diese Nervenbahnen, Neuronen genannt, »gefüttert« bzw. am Leben erhalten werden. Und das sind zum Teil die Sexualhormone: Sie werden im Gehirn verstoffwechselt (metabolisiert), und neuere Untersuchungen zeigen, daß es im Gehirn ganz bestimmte Synthesewege für die Sexualhormone gibt, die unabhängig von der Produktion in Keimdrüsen oder Nebennieren existieren. Und deswegen haben die Sexualhormone in diesem Zusammenhang einen anderen Namen: »Neurosteroide«.

Und genauso, wie die Sexualhormone auf Stimmungen Einfluß haben, auf Schlaflosigkeit, auf Angst, Depressionen und sogar Migräne, haben sie auch Einfluß auf das Gedächtnis:

Ein Beispiel schilderte auf dem 8. Internationalen Menopausen-Kongreß in Sydney die kanadische Professorin Barbara Sherwin: 70jährige Männer und 70jährige Frauen wurden an der McGill University von Montreal auf ihre Gedächtnisleistung getestet. Ergebnis: Die Männer hatten dreimal bessere Gedächtnisleistungen als die Frauen. Nachdem die Frauen jedoch mit Östrogenen substituiert wurden, waren ihre Gedächtnisleistungen innerhalb kurzer Zeit besser als die der Männer.

Ein anderes Beispiel: 28jährige Frauen, die zur Schrumpfung von Gebärmutter-Myomen ein Gonadotropin-Releasing-Hormon-Analogon (GnRH-a) erhielten, litten nach einiger Zeit unter deutlich niedrigeren Wortgedächtnis-Meßwerten. Als ein Teil der Gruppe zu den GnRH-a eine Östrogensubstitution erhielt, glich sich dieses Gedächtnis-Defizit wieder aus.

Was passiert, wenn durch die Menopause die Östrogenproduktion nachläßt bzw. eingestellt wird? Perimenopausale Frauen berichten häufig über Gedächtnisstörungen. In einer Studie konnte nachgewiesen werden, daß gesunde 65jährige Östrogen-Anwenderinnen deutlich bessere Ergebnisse bei Aufgaben zum Wortgedächtnis erreichten als vergleichbare gesunde 65jährige, die niemals Östrogen genommen hatten. In prospektiven Studien wurden prämenopausale Frauen mit einer operativ herbeigeführten Menopause mit Östrogenen behandelt; sie berichteten, daß sich ihr Wortgedächtnis verbessert habe und ihre Fähigkeiten, Neues zu erlernen. Andererseits machten placebo-behandelte Frauen die Erfahrung, daß nach der Operation das Gedächtnis nachließ. Seit längerem weiß man auch, daß sich bei Frauen, die mit konjugiertem Östrogen behandelt wurden, depressive Zustände bessern und sie aktiver werden. Aufgrund all dieser Forschungsergebnisse stellten die Wissenschaftler übereinstimmend fest, daß sich eine konsequente Substitution mit Östrogenen anbietet. Denn so wie die Gabe von Östrogen postmenopausalen Frauen hilft, die Knochendichte und die kardiovasculäre Gesundheit zu erhalten, so hilft es, bestimmte Aspekte der Hirnfunktion im Laufe des Alterungsprozesses zu erhalten, ja teilweise sogar zu verbessern. Ein neues Einsatzgebiet für die Hormonsubstitution ist es, mit Östrogenen die Gedächtnisleistungen zu steigern bzw. sogenannte kognitive Beeinträchtigungen zu reduzieren – und zwar nicht nur bei Alzheimer-Patientinnen, sondern auch als Prophylaxe bei gesunden postmenopausalen Frauen.

So stellte Professor Uriel Halbreiche (State University, Buffalo/N. Y.) fest, daß Östrogene einen positiven Effekt auf verschiedene Neurotransmittersysteme* ausüben, von denen angenommen wird, daß sie an der Steuerung von Stimmungen, Verhalten und Wahrnehmungsvermögen beteiligt sind.

Das Gebiet Hormone und ihr Einfluß auf die Hirnleistungen bzw. auf Hirnleistungsstörungen war einer der Schwerpunkte auf dem 8. Internationalen Menopausen-Kongreß in Sydney sowie die Frage, ob und wie Sexualsteroide auf Gehirnfunktionen wirken. Es stellte sich heraus, daß Sexualhormone auf sehr unterschiedliche Weise die Architektur spezifischer Hirnareale beeinflussen können. Zuständig dafür sind bestimmte Hormon-Rezeptoren im Gehirn und die Fähigkeit der Hormone, durch die Freisetzung von Neurotransmittern komplexe Programme zu aktivieren. Im Hypothalamus und speziell im Hippocampus, einem wichtigen Bestandteil des limbischen Systems, stimuliert Östrogen den Neurotransmitter Acetylcholin, der wiederum eine bedeutende Rolle in der Steuerung und Kontrolle von Verhaltensreaktionen spielt, der zuständig ist für die Speicherung neuer Informationen (rezentes Gedächtnis) in anderen Hirngebieten sowie für das Abrufen von dort gespeicherten Informationen. Außerdem können Östrogene, die über das Blut zum Hippocampus gelangen, die von Neuronen auf dem Hippocampus gebildeten Synapsen nicht nur in ihrer Form, sondern auch in ihrer Anzahl positiv verändern. So wird der Wiederaufbau neuer Synapsen von Estradiol be-

---

* Neurotransmitter: chemische Botenstoffe zwischen den Nervenenden

wirkt, während Progesteron sie blockiert. Das Gelbkörperhormon hat jedoch eine andere Fähigkeit: Es kann Myelin-spezifische Protein-Gene aktivieren, etwas, was derzeit noch genauer erforscht wird und sich möglicherweise eines Tages für Patienten mit multipler Sklerose verwerten läßt. Mit der Fähigkeit der Synapsenbildung läßt sich auch der positive Einfluß einer Östrogensubstitution auf Depressionen und Morbus Alzheimer erklären.

Alzheimer Demenz – der langsame Abschied

An Alzheimer selbst stirbt man nicht. 90 Prozent der Alzheimer-Patienten sterben irgendwann an Lungenentzündung. Dennoch ist es ein Sterben, ein sehr tragisches Sterben: Langsam stirbt das Gedächtnis, die Erinnerung, das jemals Erlernte, Worte und Sprache verschwinden, die Kontrolle über bereits in der Kindheit erlernte Körperfunktionen, über Bewegungsabläufe, über Verhaltensmuster. Man weiß bisher nicht genau, inwieweit der oder die Betroffene seine Krankheit begreift. Zunächst versuchen Alzheimer Patienten meist, ihre Gedächtnislücken, ihre Suche nach entfallenen Wörtern und ähnlichem zu kaschieren. Viele wiederholen dann die Worte ihres Gesprächspartners, klammern sich sozusagen daran fest und bilden einige Wörter dazu. Zunächst fällt das nicht auf, aber irgendwann merkt der andere, daß die Sätze keinen Sinn mehr ergeben. Ihre Stimmungen schwanken extrem, von tiefen Depressionen über kindische (nicht kindliche!) Ausgelassenheit bis zur Aggressivität. Für die Angehörigen ist ein Alzheimer-Kranker eine unvorstellbare Belastung: Er muß Tag und Nacht, jede Minute betreut werden, damit nichts passiert. Viele der Alzheimer-Kranken sind beispielsweise ständig in Bewegung, wie wenn sie ein letztesmal die Beherrschung über ihren Körper beweisen wollten, sie reden oder singen vor sich hin, sie versuchen abzuhauen, sie müssen gefüttert, gewaschen und zur Toilette gebracht werden, und sie sind im Endstadium hilflose, verstörte und verängstigte Kinder in der Hülle eines Erwachsenen.

Östrogen kann zwar nicht die Erkankung an Alzheimer Demenz verhindern, aber zum einen den Ausbruch der Erkrankung hinaus schieben und zum anderen positiv auf die noch intakten Gehirnzellen einwirken (Prof. Naftolin, University of Yale, USA). Morbus Alzheimer trifft Frauen nicht nur öfter, sondern auch schwerer. Ein Ausbruch der Krankheit vor dem 65. Lebensjahr ist sehr ungewöhnlich. Zwischen dem 65. und 70. Lebensjahr bricht sie dann doppelt so häufig aus wie nach dem 80. Lebensjahr. Bei Frauen wirkt sich die Alzheimer Demenz (AD) mehr auf das semantische Gedächtnis aus, bei Männern eher auf die Wahrnehmungsfähigkeit.

In Beobachtungsstudien wurde festgestellt, daß eine Östrogensubstitution bei Frauen mit AD positiv auf das semantische Gedächtnis einwirkt. Analysen verschiedener Studien lassen zudem den Schluß zu, daß das Erkrankungsrisiko an AD durch eine längerfristige Östrogensubstitution in der Menopause um rund ein Drittel gesenkt wird. Unabhängig davon spielt auch das Körpergewicht eine Rolle: Frauen mit mehr Körpergewicht haben ein geringeres Risiko, an Alzheimer Demenz zu erkanken als Frauen mit wenig Gewicht, was möglicherweise zum Teil auch mit dem durch Körperfett produzierten Östrogen zusammenhängt.

Insgesamt gibt eine Östrogensubstitution einen gewissen Schutz vor Alzheimer Demenz und steigert die cognitiven Fähigkeiten bei bereits erkrankten Frauen.

Folgende Effekte haben Östrogengaben auf das Gehirn:

Sie entwickeln antioxidante (schützen andere Stoffe vor unerwünschter Oxidation) und antiinflammatorische (entzündungshemmende) Eigenschaften, sie stimulieren den Acetylcholin-Metabolismus im zentralen Nervensystem, sie senken die Plasmaspiegel des Apolipoprotein E (Apo E), das wiederum das gefährliche Amyloid im Plaque beim senilen Morbus Alzheimer auslöst, sie wirken positiv auf die Nervensynapsen im Hippocampus und sie steigern den zerebralen Blutfluß.

Lösen Hormone Krebs aus?

Die meisten Frauen fürchten, eher an Brustkrebs zu sterben als an einem Herzinfarkt. Doch ganz das Gegenteil ist der Fall. Das Risiko für einen Herztod ist doppelt so hoch wie der durch Brustkrebs. An Brustkrebs wiederum sterben die gleiche Anzahl über 50jähriger Frauen wie an den Folgeerkrankungen einer Osteoporose – und alle diese Todesursachen könnten durch eine Hormonsubstitutionstherapie (HST) reduziert werden. Dazu kämen durch die weiblichen Sexualhormone weitere Vorteile wie

◆ eine um etwa vier Jahre höhere Lebenserwartung,
◆ deutlich weniger und weniger schwerwiegende physische wie psychische Menopausensymptome,
◆ ein besseres Hautbild inklusive der Schleimhaut (z. B. Augen, Vagina, Mund),
◆ weniger Probleme des Genitaltraktes (Infektionen, Inkontinenz),
◆ eine Verbesserung von Stimmungsparametern und des Gedächtnisses,
◆ eine Verbesserung des cerebralen Blutflusses (des Blutflusses im Gehirn) und dadurch ein gewisser Schutz vor der Entwicklung eines Morbus Alzheimer bzw. einer Demenz,
◆ weniger sexuelle Störungen und vor allem
◆ der Schutz vor bestimmten Krebserkrankungen!

Diese Tatsachen sind einer Anzahl von Frauen nicht bewußt, ganz im Gegenteil, viele befürchten sogar, daß eine Hormonsubstitution Krebserkrankungen, allen voran Brustkrebs, auslösen könne, aber auch, daß sie wieder Blutungen bekommen und durch die HST dicker werden. Prof. Alastair MacLennan – der gebürtige Schotte wanderte 1977 nach Australien aus und arbeitet heute an der University of Adelaide – gab beim Satelliten-Symposium zum Menopausen-Kongreß in Sydney einen Überblick, ob und wenn ja welche Auswirkungen eine HST auf Krebserkrankungen bei Frauen hat.
Zur Zeit machen 38,3 Prozent der australischen Frauen (1995) der Altersgruppe zwischen 45 und 59 Jahren und 50,9 Prozent in der Altersgruppe von 55 bis 59 Jahren eine Hormonsubstitution (in Deutschland 25 Prozent), im Durchschnitt aber nur über einen Zeitraum von 7 Jah-

ren. Die Hauptgründe für das Ablehnen bzw. Einstellen der HST sind nach Erkenntnissen von Prof. MacLennan

◆ Furcht vor oder Erfahrung mit Nebenwirkungen,

◆ kein weiteres Bedürfnis,

◆ das Argument, eine HST sei nicht »natürlich«,

◆ die Furcht vor Brustkrebs,

◆ die Furcht vor Gewichtszunahme,

◆ eine Verunsicherung durch die Medien, durch Freunde oder den Arzt.

Letzteres bedeutet nach Ansicht MacLennans, daß nach wie vor eine bessere Ausbildung der »Gesundheits-Professionals« notwendig sei. Gleichzeitig sollte die Pharmazeutische Industrie sich bemühen, die Nebenwirkungen der HST zu vermindern, Langzeit- und Vergleichsstudien sowie Produkt-Vergleichsstudien zu unterstützen, Negativ-Werbung zu verbieten und mehr vernünftige Produktinformation für Patienten und Ärzte anzubieten.

Die häufigsten Krebsarten, an denen Frauen mit dem Nachlassen ihrer Östrogenproduktion erkranken, sind Krebserkrankungen des Unterleibs und der Brust.

Am Beispiel eines *Endometriumkarzinoms* sieht das folgendermaßen aus: Das Risiko einer 50jährigen (weißen) Frau, im Laufe ihres Lebens einen Endometriumskrebs zu entwickeln, liegt bei 2,6 Prozent. Durch die Einnahme von ausschließlich Östrogen als HST steigt das Risiko mit zunehmendem Alter, das relative Risiko (RR) erhöht sich nach 10 und mehr Jahren auf 9,5 (7,4–12,3 Prozent). Wird die Frau jedoch mit Östrogen plus Gestagen behandelt, senkt sich das RR auf 0,8 (0,6–1,2 Prozent) und geht damit deutlich unter das Risiko einer nicht substituierten Frau.

Zu der Entwicklung eines *Gebärmutterhalskrebses* gibt es nach Aussage von MacLennan kaum exakte Daten. Sicher ist, daß Frauen mit einer Gestagen enthaltenden HST ein deutlich reduziertes Risiko haben, ein Zervixkarzinom zu entwickeln, da Gestagen dem Effekt des Östrogen auf die Gebärmutter entgegenwirkt.

Zum Risiko eines *Ovarialkarzinoms* (Eierstockkrebs) existieren zwar unterschiedliche Daten, man weiß jedoch, daß sich das Risiko, einen Eierstockkrebs zu entwickeln, mit einer kombinierten HST, also einer Östrogen-Gestagen-Substitution um 20 bis 80 Prozent senkt.

Das Risiko, *Melanome* (Hautkrebs) zu entwickeln – auch hier besteht nach Aussage von MacLennan ein Datendefizit –, ist durch die Einnahme von oralen Kontrazeptiva wie der Pille nicht erhöht, epidemiologische Studien zur HST werden hier aber noch benötigt. Es ist jedoch unwahrscheinlich, daß sich das Risiko durch eine kombinierte HST vergrößern würde.

Das RR eines *kolorektalen Karzinoms* (Dickdarmkrebs) unter HST liegt nahe bei 1. Auch hier besteht – so MacLennan – »aller Wahrscheinlichkeit durch eine HST kein erhöhtes Risiko«. Daß Östrogen das Risiko von Dickdarmkrebs senkt, wurde in Studien von E. E. Calle (et al. 1995) und P. A. Newcomb (et al. 1995) nachgewiesen.

Nahezu 1 von 9 Frauen entwickelt während ihres Lebens ein *Mammakarzinom* (Brustkrebs), das mit einem Anteil von 18 Prozent vor allen anderen Krebsarten bei Frauen eine Spitzenposition innehat. Das höchste Risiko, an Brustkrebs zu erkranken (1,5 Prozent pro Jahr), haben Frauen von Ende 30 bis Mitte 50, wenn die Östrogen- und Progesteron-Produktion wegen der Annäherung an die Menopause abnimmt, und später, wenn nach der Menopause die Östrogenspiegel am niedrigsten sind (Ende 50 bis Anfang 60). Zwar steigt dann das Risiko einer Erkrankung, es sinkt jedoch das Risiko, an Brustkrebs zu sterben. Die neuesten Ergebnisse der derzeit noch laufenden Nurses' Health Study haben zwar ergeben, daß das Brustkrebs-Risiko bei über 55jährigen Frauen anstieg, die mehr als fünf Jahre eine HST machten. Andere Ergebnisse wiederum – beispielsweise die einer Meta-Analyse, wo verschiedene HST-Methoden verglichen wurden (John Eden) – zeigten einen Anstieg des Brustkrebs-Risikos nur bei einer bestimmten Untergruppe: bei Frauen, die prämenopausal injizierbares Östradiol erhalten hatten (K. K. Steinberg et al. 1991).

Eine andere Analyse, die sich auf eine einzige HST-Form beschränkte, zeigte kein erhöhtes Brustkrebs-Risiko nach einer 15 Jahre langen HST mit 0,625 mg/Tag Premarin (W. D. Dupont et al., 1991).

In der neuesten Studie, der Breast Cancer Prevention Study II (Willis et al., 1996) wurde sogar nachgewiesen, daß die dauernde Anwendung einer Östrogensubstitution einhergeht mit einem um 16 Prozent erniedrigten Risiko eines tödlichen Brustkrebses.

Die wichtigsten begleitenden Risikofaktoren für die Entstehung eines Mammakarzinoms sind zu fette Ernährung, *Alkohol* – ein Risikofaktor, der für Frauen gefährlicher zu sein scheint, als man bisher angenommen hatte und zu dem in den USA gerade Studien gemacht werden – sowie eine familiäre Disposition, die jedoch nur bei etwa 5 Prozent der Fälle den Ausschlag gibt. Haben Verwandte der Patientin bereits vor dem 45. Lebensjahr ein Mammakarzinom entwickelt, so ist das Krebs-Risiko allerdings sehr hoch.

Deshalb hängt die Art der HST, ob sie überhaupt und wenn ja, in welcher Zusammensetzung angebracht ist, von der Vorgeschichte ab. Da-

bei ist die Vorstellung, daß eine Frau mit (behandeltem) Brustkrebs wegen der Gefahr von Rückfällen überhaupt keine HST erhalten sollte,
nach Alastair MacLennans Ansicht veraltet. Manche Hormone wie z. B.
das Gestagen reduzieren sogar das Risiko eines Brustkrebses. Und in
vielen Fällen können Frauen mit behandeltem Brustkrebs zur Reduzie-
rung ihrer Probleme eine HST erhalten. Wichtig ist in diesen Fällen eine kontinuierliche (mit Gestagen) kombinierte HST.

Inzwischen ist durch Studien auch belegt, daß eine kombinierte HST mit
Gestagen und konjugiertem Östrogen das Brustkrebs-Risiko nicht ansteigen läßt (Stanford, Wren).

An der RHW-Brustkrebs-Studie (1996), die Prof. Barry Wren (et al.) am
Royal Hospital for Women, Paddington/Australien zusammen mit Prof.
Trudy Bush (University of Maryland/USA) durchführte, nahmen 901
Frauen mit (behandeltem) Brustkrebs teil. Ein Teil der Frauen erhielt anstatt der Antiöstrogene und sonst üblichen Methoden konjugierte Östrogene kombiniert mit einer mittleren Dosis von Gestagen. Von den 90
HST-behandelten Frauen entwickelten nur 7 Prozent ein Rezidiv (er-
neutes Aufflammen) im Gegensatz zu 17 Prozent bei den anders behandelten Patientinnen. In der HST-Gruppe gab es keine Todesfälle aufgrund des Krebses. Insgesamt konnte mit der HST eine 50prozentige
Reduktion des Rückfalls oder der Entstehung eines Tumors erzielt werden.

Den Grund für diesen positiven Einfluß einer kombinierten Hormonsubstitution erklärte der Forscher Wren so: Bei der Zellmitose (Zelltei-
lung) trennt sich das DNA-Material nicht regelmäßig, wodurch Zellveränderungen entstehen. Zu einem bestimmten Zeitpunkt dieser Mutatio-
nen, die in vier Phasen verläuft, entscheidet es sich, ob die Zelle sich in
eine Krebszelle verwandelt oder nicht. An diesem »Restriction-Point«
greift nachgewiesenermaßen das (synthetische) Gelbkörperhormon
Gestagen ein und verhindert eine onkogene (krebsartige) Entwicklung.
Brustkrebs-Zellen verdoppeln ihre Zahl ungefähr alle 10 bis 16 Wochen. Da zwischen ein und zwei Millionen Krebszellen notwendig sind,
um ein Volumen der Größe herzustellen, daß es per Röntgen oder Tast-
befund festgestellt werden kann, verstreichen letztendlich 5 bis 10 Jahre, bis man einen Brustkrebs diagnostizieren kann.

Östrogen hat die Eigenschaft, den Anstieg der Mitose bestimmter Brust-
zellen zu fördern. Eine reine Östrogengabe würde folglich die Entwicklung eines Brustkrebses ebenfalls fördern. Gestagene dagegen hemmen
die Mitose und greifen am »Restriction-Point« ein. Ergebnis: Ein onko-
genes Zellwachstum verlangsamt sich bzw. es kommt von vorneherein
nicht zu onkogenen Zellveränderungen.

Wren setzt sich deswegen dafür ein, daß alle Frauen mit Östrogenen und Gestagenen substituiert werden. Nach Möglichkeit sollten die Gestagene nicht – wie hier üblich – nur für zehn oder zwölf Tage pro Monat genommen werden, sondern täglich und gegebenenfalls hochdosiert, und zwar auch, wenn der Frau die Gebärmutter oder die Eierstöcke entfernt wurden.

Für eine HST ist es nie zu spät. Seine älteste Patientin, so erzählt er, war 96 Jahre alt, als sie mit einer HST begann. Sie hatte 50 Jahre ohne HST gelebt. Bis zu ihrem Tod im Alter von 102 Jahren verabreichte Wren ihr eine kombinierte Hormonsubstitution und konnte so die Lebensqualität der Patientin erheblich verbessern.

»Wir müssen alle sterben«, lautet sein Fazit, »und eine Hormonsubstitution ist keine Garantie für ewiges Leben. Jedoch sterben die Frauen mit einer HST durchschnittlich vier bis fünf Jahre später als Frauen ohne HST. Vor allem aber haben sie bis an ihr Lebensende eine weitaus höhere Lebensqualität und weniger Beschwerden als Frauen ohne HST. Wichtig ist doch, die Lebensqualität zu steigern, ohne die Lebenslänge zu verkürzen. Und das ist mit einer HST möglich.«

Melatonin – tatsächlich ein Wundermittel?

Das Hormon Melatonin ist »in Mode« gekommen und – fatalerweise – auch frei im Handel, das heißt, sein Verkauf, in welcher Konzentration und Zusammensetzung auch immer, unterliegt keinem Arzneimittelgesetz. Die Hersteller versprechen – wie sollte es anders sein – das Blaue vom Himmel. Leider wissen die meisten, die sich diese teuren Präparate voll Hoffnung kaufen, eigentlich nicht, was sie da schlucken – und ob die Erwartungen und Versprechungen überhaupt in Erfüllung gehen. Melatonin soll an dieser Stelle nicht verteufelt werden – im Gegenteil. Aber, um es vorsichtig auszudrücken, dieses Hormon ist – ähnlich DHEA – hinsichtlich seiner Wirkweisen und Einsatzgebiete einfach noch nicht gut genug erforscht. Und solange dieser Zustand besteht, sollten »Laien« die Finger davon lassen oder sich zumindest vorher mit ihrem Arzt absprechen. Schließlich ist doch Gesundheit und Wohlergehen etwas unendlich Wichtiges in unserem Leben.

Melatonin wurde bereits 1959 entdeckt und ist das bisher einzig bekannte Hormon der Zirbeldrüse (Epiphyse). Es wird in erster Linie dort, aber teilweise auch im Magen-Darm-Trakt über zwei enzymatische Schritte aus Serotonin als ein lipophiles (fettfreundliches) Stoffwechselprodukt gebildet. Bei ungestörtem Schlaf-Wach-Rhythmus schüttet die Epiphyse hauptsächlich nachts Melatonin aus. Die höchsten Konzentrationen im Plasma zeigen sich meist nach Mitternacht. Hier liegen die Spitzenwerte beim Dreijährigen über 300 pg/ml, beim jungen Erwachsenen um 80 pg/ml, bei alten Menschen jedoch deutlich unter 30 pg/ml. Doch auch der Schlaf während des Tages scheint über Melatonin gesteuert zu werden.

Diese Tages-Nacht-Rhythmik ist so eindeutig, daß sie sogar zur Bestimmung des Todeszeitpunktes genutzt wird. Melatonin wirkt zudem durch seine Anhäufung (Akkumulation) im Zellkern möglicherweise als Schutzschild für die DNS (Desoxyribonukleinsäure = Träger der genetischen Information). Vielleicht ergeben sich hier bei weiterer Forschungen eine Reihe von potentiellen Einsatzmöglichkeiten, doch bisher wurden keine Untersuchungen am Menschen oder gar am Patienten vorgenommen. Dies gilt auch für seine Wirkungen auf das Immunsystem, die bisher nur aus einzelnen Untersuchungen am Tier bekannt sind. Wenn also in den Medien behauptet wird, Melatonin wirke präventiv (vorsorglich) oder kurativ (heilend) bei Krebs, multipler Sklerose, AIDS, Alzheimer und Herz-Kreislauf-Erkrankungen, so ist dies zwar nicht total aus der Luft gegriffen, jedoch eine völlig übertriebene Interpretation der wenigen Daten aus Tierstudien. Sicherlich ist Melatonin jedoch an der Regulation der Umwandlung von Thyroxin in Trijodthyronin beteiligt und beeinflußt folglich auch den Energiestoffwechsel.

Wie gewinnt man Melatonin für Tabletten? Fälschlicherweise wurde mehrfach berichtet, das in den Präparaten enthaltene Melatonin stamme aus Leichen oder aus den Epiphysen von Tieren. Das ist sehr unwahrscheinlich, da die menschliche (und tierische) Zirbeldrüse nur wenige Milligramm Melatonin enthält. Melatonin läßt sich relativ einfach synthetisch herstellen.

Auch in Obst und Gemüse kommt Melatonin vor, aber in extrem niedrigen Konzentrationen. Sie liegen zwischen 0 und 180 Nanogramm pro 100 Gramm Frischwaren. Bärlauch, Baldrian, Johanniskraut, Ringelblume und Lapachorinde enthalten 170 bis 380 Nanogramm pro 100 Gramm Trockengewicht. In Teemischungen mit Baldrian, Hopfen, Johanniskraut, Melisse und Weißdorn wurden bis zu 700 Nanogramm pro 100 Gramm gemessen. Doch trägt die hier enthaltene Menge nicht zur schlaffördernden Wirkung dieser Tees bei, weil mindestens 0,1 Milligramm Melatonin erforderlich sind, um die Plasmakonzentration meßbar zu erhöhen. So wurden 30 bis 60 Minuten nach Einnahme von 2 Milligramm Melatonin Plasmakonzentrationen gemessen, die den physiologischen Blutspiegeln während der Nacht entsprachen oder darüber lagen. Mehrere kleine Studien zeigten die Beeinflussung des Schlafes bzw. des gestörten Schlafes durch Melatonin: Bei einer oralen Gabe von 0,1 bis 5 Milligramm entfaltete es schlaffördernde Eigenschaften. Es unterdrückte dabei den REM-Schlaf (= rapid eye movement) nicht und löst auch keinen hang-over aus, wie das bei zahlreichen Schlafmitteln der Fall ist.

Seinen Ruf als Verjüngungsmittel verdankt Melatonin einem wissenschaftlichen Fehlschluß. Zwei amerikanische Forscher beschrieben in einem populärwissenschaftlichen Buch ihre Versuche mit Epiphysentransplantationen an Mäusen und zogen daraus unzulässige Analogieschlüsse für den Menschen. Jenes Buch erschien 1995 in den USA (»The Melatonin Miracle«) und löste auch im deutschen Sprachraum eine Melatonin-Buchschwemme aus. Da die Melatoninsekretion mit zunehmendem Alter abnimmt, implantierten die beiden Forscher Walter Pierpaoli und William Regelson alten Mäusen die Epiphyse junger Mäuse und beobachteten bei diesen Tieren eine signifikant längere Lebensdauer. Dieses Ergebnis übertrugen sie auf den Menschen und behaupteten, daß das Zirbeldrüsen-Hormon Melatonin Alterungsprozesse aufhalten könne. Doch für diese Schlußfolgerung liegen keinerlei Untersuchungen vor. Man sollte zum derzeitigen Wissensstand also keinesfalls Melatonin als eine »Verjüngungsdroge« bezeichnen, ebensowenig als »Wunderhormon«. Die bisherigen Forschungsergebnisse zeigen jedoch einige vielversprechende Ansätze:

Wie gesagt, bei einer Dosierung zwischen 0,1 und 5 Milligramm zeigt Melatonin schlaffördernde Eigenschaften, sowohl bei Nachtarbeitern, deren Tagschlaf durch das Hormon verbessert werden konnte, als auch bei Blinden. Bei letzteren kann wegen der fehlenden Wahrnehmung das Licht die Melatoninsekretion oft nicht unterdrücken, so daß ihre Tagesrhythmik gestört ist. Auch beim Jet-lag, der bei Reisenden auftritt, die mehrere Zeitzonen durchqueren, ließen sich durch Melatonin teilweise die Symptome lindern, indem es die Zeit bis zum Einpendeln des neuen (oder nach der Rückkehr des alten) Schlaf-Wach-Rhythmus verkürzte. Die Anwendung von Melatonin bei Jet-lag scheint zwar vielversprechend, aber noch fehlen große kontrollierte Studien, in denen die Wirkung von Melatonin auch unter Berücksichtigung verschiedener Dosen und Applikationsmöglichkeiten getestet wurde.

Einige Formen von depressiven Erkrankungen, für die als Ursache eine Verschiebung der Tagesrhythmik oder der Lichtmangel im Winter diskutiert wird, könnten theoretisch ebenfalls auf Melatonin ansprechen, besonders, da bei bestimmten Patienten mit Depressionen der Melatoninspiegel erniedrigt ist. Abgesehen von einer leichten Verbesserung des Schlafverhaltens wirkte Melatonin hier nicht, noch weniger nützte es Patienten mit Winterdepressionen. Kennzeichen einer Winterdepression sind nämlich unter anderem gesteigerter Appetit, vor allem auf Süßes, sowie ein vermehrtes Schlafbedürfnis. Ihnen hilft in 60 bis 70 Prozent der Fälle eine Lichttherapie mit besonders hellen Speziallampen (2 500 bis 10 000 Lux).

Bei Patienten mit Alzheimer-Krankheit (Morbus Alzheimer) sind die zirkadianen Rhythmen (innerer Tagesrhythmus, der durch biologische und psychologische Prozesse mit einer Periodik von 22 bis 28 Stunden abläuft und der sich durch äußere Zeitgeber mit dem tatsächlichen Tagesrhythmus synchronisiert) besonders gestört. Auch bei ihnen besserte sich durch Melatoningabe nur das Schlafverhalten geringfügig. Genauere Studien an Alzheimer-Patienten liegen bisher nicht vor, es wird jedoch weiter geforscht – wobei in diesem Zusammenhang die Therapie mit Östrogenen weitaus interessanter sein dürfte.

Zwischen Melatonin und den Keimdrüsen besteht ein Zusammenhang, wie man von Tieren und Menschen weiß. Denken wir nur an Tiere, die im Frühling – möglicherweise nach einem monatelangen Winterschlaf –

bereit sind zur Fortpflanzung, oder an unsere menschlichen »Frühlings-gefühle«. Die Gonadotropinausschüttung aus der Hirnanhangdrüse wird durch die Zirbeldrüse anscheinend je nach Spezies und Umständen gehemmt oder stimuliert. Der Ausfall der Zirbeldrüse kann beim Menschen zu Pubertas praecox, zu einer unnormalen körperlichen, vor allem aber sexuellen Frühreife führen. Entsprechend vermutet man einen Einfluß der Zirbeldrüse bzw. des Melatonins auf die Gonadotropine, die wiederum die Eierstöcke zur Tätigkeit anregen, wenn ein Mädchen in die Pubertät kommt. Eine Entfernung beider Eierstöcke (beidseitige Ovarektomie) führt zu einer Schrumpfung der Zirbeldrüse. Man weiß seit langem, daß bei Frauen in nordischen Ländern die Empfängnisbereitschaft (Konzeptionsrate) im Frühsommer besonders hoch ist und entsprechend die Geburtenrate im (jeweils darauffolgenden) Frühjahr steigt. Ein weiterer Hinweis für einen Zusammenhang ist die in Finnland signifikant häufigere Empfängnis zweieiiger Zwillinge in den Sommermonaten bei langer Tageshelligkeit sowie die sehr hohen nächtlichen Melatoninkonzentrationen bei Frauen mit Amenorrhoe (Fehlen oder Ausbleiben der Regelblutung). Niedrige Dosen von Melatonin (2,5 Milligramm täglich) erhöhen die Sekretion des luteinisierenden Hormons (LH) in der Follikelphase, wenn sich das Ei entwickelt, nicht aber in der Gelbkörperphase des weiblichen Zyklus. Sehr hohe Dosen Melatonin (75 bis 300 Milligramm täglich) in Kombination mit dem Gestagen Norethisteron konnten die Ovulation hemmen, indem die Ausschüttung von LH gehemmt wurde, das ja zur Follikelreifung beiträgt und den Eisprung auslöst. Es laufen Bestrebungen, ein Melatonin-Norethisteron-Präparat zur Empfängnisverhütung herzustellen, obwohl ja mit dem synthetischen Gelbkörperhormon Norethisteron bereits eine Schwangerschaft verhütet werden kann.

Ein möglicher Mechanismus für den Einfluß von Melatonin auf die Lebenserwartung könnte in einer Immunstimulation durch Melatonin liegen.

Bei Versuchen an Mäusen konnte mit Melatonin die stressbedingte Unterdrückung der Körperabwehr und die altersbedingte Verkleinerung des Thymus verhindert und teilweise rückgängig gemacht werden. Eine derartige Immunstimulation könnte somit möglichweise die Entwicklung von bösartigen Neubildungen verhindern, obwohl dabei Melatonin vermutlich nicht der einzige beteiligte Faktor ist.

Der Melatonin-Boom setzte Ende 1995 mit »Schreinemakers live« ein, obwohl mehrere Melatonin-Mittel bereits seit Anfang 1995 auf dem Markt waren. Fast zum gleichen Zeitpunkt kam auch schon das Aus: Das deutsche Bundesinstitut für gesundheitlichen Verbraucherschutz und Veterinärmedizin (BgVV) stufte die Produkte als Arzneimittel ein, und damit war ihre Vermarktung als Nahrungsergänzungsmittel illegal. Dieser Auffassung schloß sich auch das Bundesinstitut für Arzneimittel und Medizinprodukte (BfArM) an. Auch in anderen Ländern bestehen Unsicherheiten darüber, wie diese Hormonmittel eingestuft werden sollen, und es wurden Abgabeeinschränkungen von den Behörden angeordnet:

Das Bundesministerium für Gesundheit und Konsumentenschutz in Wien stufte Melatonin-haltige Produkte als zulassungspflichtige Arzneimittel ein. Sie dürfen derzeit nicht abgegeben oder zur Abgabe ins In- und Ausland bereitgehalten werden (1996). Ähnliche Bewertungen gelten in Belgien, Finnland, Frankreich, Luxemburg, Spanien und Schweden. In der Schweiz haben die Interkantonale Kontrollstelle für Heilmittel (IKS) und das Bundesamt für Gesundheitswesen (BAG) vor der Vermarktung des Epiphysenhormons gewarnt. Allerdings liegt das Einspruchsrecht bei den einzelnen Kantonen, die sich nicht immer einig sind, so daß Melatonin in manchen Schweizer Apotheken und Drogerien erhältlich ist (1996). In Großbritannien hat die Medicines Control Agency (MCA) im Oktober 1995 ein Verkaufsverbot für Melatoninpräparate angeordnet. Sie dürfen erst wieder auf den Markt gebracht werden, wenn sie Zulassungen als Arzneimittel erhalten haben. In den USA sind nach wie vor verschiedene Melatonin-haltige Produkte als Nahrungsergänzungsmittel in Health-Food-Läden frei erhältlich. Fachleute meinen allerdings, daß diese Produkte unter die Aufsicht der dortigen Arzneimittelbehörde, der Food and Drug Administration (FDA) gestellt werden sollten. Nach der amerikanischen Gesetzgebung hat die FDA keine Möglichkeit einzugreifen, wenn sie nicht belegen kann, daß die Präparate bei bestimmungsgemäßem Gebrauch schädliche Auswirkungen haben könnten (1995).

Melatonin scheint den bisherigen experimentellen Ergebnissen zufolge ein vielversprechendes und möglicherweise äußerst wirksames Therapeutikum zu sein. Aber – es müssen die Ergebnisse von Studien abgewartet werden, bevor sich Nutzen und Risiko beim Menschen abschätzen lassen. Deswegen sollte Melatonin grundsätzlich nur unter ärztlicher Aufsicht eingenommen werden. Denn eines ist sicher: Dieses Hormon greift tief in die körpereigenen hormonellen Regelkreise ein.

Ganz zum Schluß ...

Die Hormontherapie sollte sich nach folgenden Punkten richten:

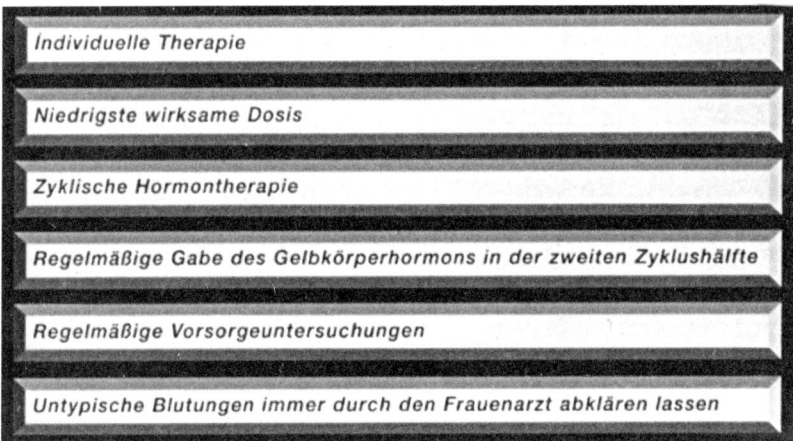

Individuelle Therapie

Niedrigste wirksame Dosis

Zyklische Hormontherapie

Regelmäßige Gabe des Gelbkörperhormons in der zweiten Zyklushälfte

Regelmäßige Vorsorgeuntersuchungen

Untypische Blutungen immer durch den Frauenarzt abklären lassen

© Solvay

Sie haben nun sehr, sehr viel über die weiblichen Sexualhormone erfahren.

Es ist natürlich Ihre Entscheidung, ob und wenn ja, in welcher Form und zu welchem Zeitpunkt Sie Hormone nehmen. Wenn Sie sich dafür entscheiden, sollten Sie auf jeden Fall darüber ganz offen mit Ihrem Arzt sprechen und sich von ihm untersuchen lassen. Bekanntlich gehen viele Frauen heutzutage lieber zu einem Heilpraktiker als zu einem Arzt. Dagegen ist bei bestimmten Beschwerden nichts einzuwenden, nicht jedoch, wenn es um Hormone – egal welche – geht! Hormone sind lebensnotwendige Bausteine unseres Lebens, die wichtigsten Substanzen, um unseren Organismus einwandfrei funktionieren zu lassen. Der Mangel an Hormonen, eine falsche Dosierung – zu viel oder zu wenig –, eine falsche Zusammensetzung, ja sogar eine falsche Verarbeitung (z. B. bei den Hormonpräparaten, die es im Supermarkt gibt) können erheblichen Schaden anrichten. Deshalb sollte eine Behandlung mit Hormonen immer von einem Fachmann durchgeführt werden, also von einem Arzt!

Einen besseren Schutz vor einer ungewollten Schwangerschaft als die
Pille gibt es nicht. Sie ist weitaus weniger gefährlich als Zigarettenrauchen oder Alkohol. Aber sie hat Nebenwirkungen wie jedes wirksame
Medikament. Deswegen muß der Arzt abklären, welche Pille für Sie die
geeignete ist. Ein Buch wie dieses kann nur aufklären und Informationen vermitteln, nicht aber eine individuelle Behandlungsstrategie bieten.
Gegen Wechseljahrbeschwerden werden, gerade von Heilpraktikern,
oft pflanzliche Präparate verordnet. Bei leichten Wechseljahrbeschwerden helfen diese Mittel, denn bestimmte Pflanzen enthalten kleine An-
teile von Östrogenen, nämlich die sogenannten Phytoöstrogene. Ganze
Teams von Wissenschaftlern beschäftigen sich derzeit mit der Erforschung pflanzlicher Östrogene. Herausgefunden hat man bis jetzt, daß
sie weder vor Osteoporose noch vor Herz-Kreislauf-Erkrankungen
schützen und daß sie nicht in der Lage sind, die Gehirnfunktionen positiv zu beeinflussen.
Wie gesagt, jeder Frau steht es frei, sich für oder gegen die Einnahme
von Hormonen zu entscheiden.

Folgende Ergänzung eines Zitats der amerikanischen Jazz-Sängerin So-
phie Tucker brachte kürzlich bei seinem Vortrag über die »Verbesserung
der Gehirnfunktionen im Alter durch Östrogene« Professor Dr. J. M.
Wenderlein von der Universitäts-Frauenklinik Ulm:

> Von der Geburt bis 18 Jahre
> braucht eine Frau gute Eltern,
> von 18 bis 35 gutes Aussehen,
> von 35 bis 55 Persönlichkeit
> und ab 55 »Kohle« – »und Östrogene«!

Literaturverzeichnis

Ackerknecht Erwin H.: Geschichte der Medizin; Stuttgart 1989
Asbell Bernhard: Die Pille und wie sie die Welt veränderte; München 1996
Dambacher M. A., Bröll H.: Osteoporose: Grundlagen, Diagnostik und Therapiekonzepte; Freiburg 1996
Dambacher M. A., Schacht E.: Osteoporose und aktive Vitamin-D-Metabolite; Basel 1996
Deutsches Grünes Kreuz (Hrsg.): Osteoporose – Fragen & Antworten; Marburg 1996
Djerassi Carl: Die Mutter der Pille; München 1996
Dulbecco Renato: Der Bauplan des Lebens; München 1991
Jovanovic Lois, Subak-Sharpe Genell J.: Hormone; München 1989
LaRosa John C.: Lipoproteinstoffwechsel bei Frauen, aus Schwandt, Richter: Handbuch der Fettstoffwechselstörungen; Stuttgart
Lauritzen Christian (Hrsg.): Neueste Erkenntnisse zur Hormonsubstitution; Ismaning 1996
Nachtigall Lila, Heilman Joan R.: Östrogen, Was heutige sichere Therapie zu bewirken vermag; Genf 1987
Pfendtner Ingrid: Melatonin, Das Wunderhormon, das aus dem Körper kommt; München 1996
Sahelian Ray: DHEA; München 1997
Schmidt-Mathiesen H.: Gynäkologie und Geburtshilfe; Stuttgart
Vollmer Helga: Warum bekommen wir kein Kind? Fragen, Antworten und Lösungen; München 1996
Vollmer Helga: Jungbrunnen Hormone; München 1993
Vollmer Helga: Die Jahre zählen nicht; München 1994
Vollmer Helga: Zeitkrankheit Osteoporose; München 1995
Vollmer Helga: Herzinfarkt und Schlaganfall; München 1995
Vollmer Helga: Die Schilddrüse, das launische Organ; München 1996 (8. Aufl.)
Vollmer Helga: Ich fühl mich fix und fertig. Das Burnout-Syndrom; Wien 1996
Vollmer Helga: Der weibliche Infarkt: Risikofaktor Nr. 1; Berlin 1998
Vollmer Helga: ASPIRIN® – Ein Jahrhundertmittel macht Karriere; München 1997

(Fach-)Zeitschriften:
DIE ZEIT magazin 22/1996: Lechner W.: Der Traum von Liebe ohne
    Angst
DER SPIEGEL 12/96: Hirnforschung: Störfall im Flaschenhals
MMW Extrablatt zum 8. Internationalen Menopause-Kongreß in Sydney
    (3.–7. Nov. 1996); München 1966
Psychopharmakotherapie 1/1996: Stoll S. und Müller W. E.: Melatonin,
    Hormon oder Wundermittel?; Stuttgart
PZ 22/1996: Zagermann-Muncke Petra: Melatonin: Dichtung und
    Wahrheit über das Epiphysenhormon

Dank an all diejenigen, die mir bei diesem Buch geholfen haben! Bedanken möchte ich mich auch bei folgenden Pharmafirmen, die mir freundlicherweise dafür wissenschaftliche Unterlagen zur Verfügung stellten sowie geduldig und hilfsbereit Fragen beantworteten (in alphabetischer Reihenfolge):
Grünenthal GmbH, Stolberg
Merck KGaA, Darmstadt
MSD Sharp & Dohme, München
Opfermann Arzneimittel, Wiehl
Organon GmbH, Oberschleißheim
Serono Pharma GmbH, Unterschleißheim
Solvay Kali Chemie, Hannover

Register und Sachlexikon

Haupteinträge bei den Seitenverweisen sind fett ausgezeichnet.

Helga Vollmer

ICH FÜHLE MICH FIX UND FERTIG
Das Burnout-Syndrom

192 Seiten

Besonders Frauen passiert das immer öfter: Plötzlich
haben sie das Gefühl, es geht nicht mehr weiter, sie sind
fix und fertig; sie können sich über nichts mehr freuen,
sind erschöpft und kaputt – einfach ausgebrannt.
Körperlich sind sie zwar nicht eigentlich krank, aber
sie haben keine Kraft mehr – für nichts mehr.
Diese Frauen leiden unter Burnout.
Helga Vollmer beschreibt dieses Burnout-Syndrom, unter
dem vor allem jene Menschen leiden, die mit ungeheurer
Motivation und höchstem Einsatz jahrelang ihre
beruflichen und auch privaten Aufgaben erfüllen,
dabei aber ihre Kräfte überschätzen und ihre eigenen
Grenzen verkennen.
Sie beschreibt aber auch, wie man aus der »großen
Leere« des Burnout wieder herausfinden
beziehungsweise wie man sie verhindern kann!

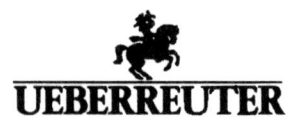

UEBERREUTER